Dietotera

Dietoterapia
Elisa Escorihuela

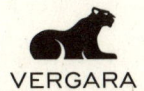

Papel certificado por el Forest Stewardship Council®

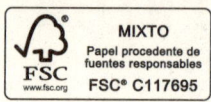

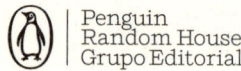

Primera edición: julio de 2021

© 2021, Elisa Escorihuela
© 2021, Penguin Random House Grupo Editorial, S. A. U.
Travessera de Gràcia, 47-49. 08021 Barcelona

Penguin Random House Grupo Editorial apoya la protección del *copyright*.
El *copyright* estimula la creatividad, defiende la diversidad en el ámbito de las ideas y el conocimiento,
promueve la libre expresión y favorece una cultura viva. Gracias por comprar una edición autorizada
de este libro y por respetar las leyes del *copyright* al no reproducir, escanear ni distribuir ninguna
parte de esta obra por ningún medio sin permiso. Al hacerlo está respaldando a los autores
y permitiendo que PRHGE continúe publicando libros para todos los lectores.
Diríjase a CEDRO (Centro Español de Derechos Reprográficos, http://www.cedro.org)
si necesita fotocopiar o escanear algún fragmento de esta obra.

Printed in Spain – Impreso en España

ISBN: 978-84-18045-83-7
Depósito legal: B-6.803-2021

Compuesto en M. I. Maquetación, S. L.

Impreso en Romanyà Valls, S. A.
Capellades (Barcelona)

VE 4 5 8 3 A

*A mi familia y amigos,
que tanta paciencia tienen con mis ausencias
a causa de mi pasión por la nutrición*

*A todos los profesionales de la salud,
que cada día dan lo mejor de sí para mejorar
la de los demás*

A ti, estimado lector o lectora

Que la salud os acompañe

ÍNDICE

INTRODUCCIÓN 13

1. COLESTEROL 23
   ¿Qué es el colesterol? 26
   Valores recomendados en la actualidad 30
   Tipos de hipercolesterolemia 31
   Enemigo silencioso 32
   Tratamiento nutricional 33
   Recomendaciones para mejorar el colesterol
      sanguíneo 42
   Dieta de cinco días 49
   Recetas 51
   Desenlace del caso 52

2. HIPERTENSIÓN ARTERIAL 53
   ¿Qué es la hipertensión arterial? 55
   Causas y factores de riesgo 56
   Síntomas 60
   Diagnóstico 61
   Acerca de los tratamientos 62

Tratamiento farmacológico 63
Tratamiento nutricional 65
Dieta de cinco días 73
Recetas 75
Desenlace del caso 77

3. ENFERMEDAD INFLAMATORIA INTESTINAL 79
   ¿Qué es la enfermedad inflamatoria intestinal? 81
   Causas y factores de riesgo 83
   Síntomas 85
   Diagnóstico 87
   Complicaciones 89
   Acerca de los tratamientos 90
   Tratamiento farmacológico 91
   Tratamiento nutricional 92
   Dieta de cinco días 100
   Recetas 102
   Desenlace del caso 103

4. ESTREÑIMIENTO 105
   ¿Qué es el estreñimiento? 107
   Causas 108
   Consecuencias 112
   Diagnóstico 113
   Acerca de los tratamientos 114
   Tratamiento farmacológico 115
   Tratamiento nutricional 116
   Dieta de cinco días 122
   Recetas 125
   Desenlace del caso 127

5. ENDOMETRIOSIS 129
   ¿Qué es la endometriosis? 131
   Tipos de placas endometriales 131
   Grados 132
   Localización 133
   Causas y factores de riesgo 133
   Síntomas 135
   Diagnóstico 137
   Acerca de los tratamientos 138
   Tratamiento nutricional 140
   Dieta de cinco días 151
   Recetas 153
   Desenlace del caso 155

6. HISTAMINOSIS 157
   ¿Qué es la histaminosis? 159
   Causas y factores de riesgo 162
   Diagnóstico 166
   Síntomas y complicaciones 168
   Acerca de los tratamientos 170
   Tratamiento farmacológico 170
   Tratamiento nutricional 171
   Dieta de cinco días 180
   Recetas 182
   Desenlace del caso 184

7. GASTRITIS 185
   ¿Qué es la gastritis? 187
   Causas 189
   La *Helicobacter pylori* 191

Diagnóstico 192
Síntomas 194
Complicaciones 196
Acerca de los tratamientos 197
Tratamiento farmacológico 197
Tratamiento nutricional 199
Dieta de cinco días 209
Recetas 211
Desenlace del caso 212

8. ÁCIDO ÚRICO 215
¿Qué son el ácido úrico, la hiperuricemia
  y la gota? 217
Causas y factores de riesgo 220
Diagnóstico 224
Síntomas y complicaciones 225
Tratamiento farmacológico 228
Tratamiento nutricional 229
Dieta de cinco días 237
Recetas 239
Desenlace del caso 241

9. INTOLERANCIAS ALIMENTARIAS 243

Intolerancia a la lactosa 247
¿Qué es la lactosa? 247
Causas y factores de riesgo 248
Síntomas 251
Diagnóstico 252
Complicaciones 254

Acerca de los tratamientos 254
Tratamiento nutricional 255
Dieta de cinco días 257
Recetas 259
Desenlace del caso 260

Intolerancia al gluten 261
¿Qué es la intolerancia al gluten? 261
Causas y factores de riesgo 262
Síntomas y complicaciones 263
Diagnóstico 265
Tratamiento nutricional 266
Dieta de cinco días 268
Recetas 270
Desenlace del caso 271

INTRODUCCIÓN

La salud es nuestro tesoro más preciado y, hoy en día, ya es indiscutible si existe o no relación entre una alimentación adecuada y nuestro estado de salud.

Parte de mi trabajo como nutricionista (y a veces como farmacéutica) consiste en la divulgación en salud; siempre me gusta comenzar mis conferencias con una frase que, aunque suene redundante por la de veces que la hemos oído, es clara, concisa y una gran declaración de intenciones con la que también quiero arrancar este libro:

> Que tu alimento sea tu medicina, y tu medicina tu alimento.

Son palabras de Hipócrates de Cos, padre de la medicina y, seguramente, el primer nutricionista que existió. En el año 460 a.C., Hipócrates creía fervientemente en la existencia de una estrecha relación entre las distintas enfermedades que nos aquejan y la forma en que nos alimentamos. De esta manera, ya por aquel entonces trataba diversas patologías a través de la dieta.

Hay que ver, con todas las pistas que nos dejó, el camino que todavía nos queda por recorrer. Aunque parezca mentira, la nutrición como tal es una ciencia muy joven en la que todavía tenemos miles de frentes abiertos por investigar y por conocer en profundidad. De hecho, estoy segura de que nos hallamos frente a la punta de un iceberg del que nos queda toda la parte sumergida por descubrir y dominar a fondo.

Aun así, es cierto que desde la antigüedad se ha utilizado la alimentación como instrumento para prevenir, tratar y aliviar distintas patologías; es aquí donde entra el término de la «dietoterapia».

Utilizando la dieta como herramienta, se pueden restablecer los hábitos, bien sea eliminando aquellos alimentos y/o conductas alimentarias susceptibles de perjudicar la salud, bien integrando aquellos que se necesitarán para mejorar la enfermedad a tratar. Todo ello persigue, como objetivo, mejorar la salud y calidad de vida de las personas que la padecen.

De esta manera, establecer un modelo de dieta enfocado a una patología concreta no es suficiente, ya que cada individuo tiene unas características concretas que demandarán una dieta específica y única. Por ello, debemos superar el viejo concepto de la dieta tradicional guardada en un cajón o salida de una impresora sin tener en cuenta a la persona que debe seguir la pauta.

En primer lugar, porque cada paciente tendrá sus propias necesidades energéticas, ya sea por su edad, sexo y peso, o por el consumo energético en relación al trabajo o ejercicio físico que realice. En segundo lugar, siempre se deben contar como variables el entorno social, los gustos y las herramientas que tiene a mano el paciente para poder seguir la planificación, porque de nada servirá crear una dieta que le sea imposible de llevar a cabo.

Además, muchos de los pacientes que vienen a consulta en busca de una solución para su dolencia traen consigo otros problemas de salud, de modo que la dieta se convierte en un rompecabezas en el que se deben tomar cientos de decisiones para encontrar el mejor camino hacia la cura del trastorno.

Aquí es donde entra en juego el papel del dietista-nutricionista, una profesión relativamente reciente que, poco a poco y gracias al esfuerzo de muchos compañeros, va tomando visibilidad y reconocimiento en nuestra sociedad. Aún recuerdo cuando abrí mi centro de nutrición, Nutt – Consejo Nutricional, y la gente me preguntaba qué era un nutricionista, si eso se estudiaba en la universidad y si realmente estaba capacitada para intervenir en la alimentación de las personas.

Para aquellas personas que no estén familiarizadas con el mundo de la nutrición, los dietistas-nutricionistas somos profesionales sanitarios con titulación universitaria que tenemos las capacidades necesarias para intervenir en la alimentación de una persona o grupo. Para lograr los objetivos marcados, podemos ejercer nuestra profesión en campos muy distintos:

Por una parte, hay la figura del dietista-nutricionista clínico; somos los que tratamos de prevenir y mejorar la salud a través de una alimentación personalizada, es decir, aquellos profesionales que estamos en consulta.

Por otra parte, existe la figura del dietista-nutricionista comunitario, aquel que actúa en la salud pública desarrollando estrategias y programas de prevención de salud enfocados a la salud en general.

Tampoco debemos olvidar la importancia del nutricionista en la investigación, la industria alimenticia y la formación.

Es un campo de la ciencia realmente apasionante, el cual quiero abordar a través de este libro de una manera cercana pero siempre bajo el amparo de la evidencia científica.

Debo aclarar que se han creado muchos mitos en torno a la nutrición y aún hoy están presentes; es decir, todavía hay mucha confusión basada en falsas creencias sobre la nutrición. Es sorprendente que parte de nuestro trabajo se base en corregir y evidenciar, siempre desde un punto de vista científico, aquellas ideas erróneas que se han ido instaurando a pesar de los grandes avances científicos vividos en el último siglo. Además, la nutrición parece un campo abonado para el intrusismo: no hace falta buscar mucho en internet y en las redes sociales para encontrar un buen ramillete de falsos gurús de la nutrición que hacen más daño que otra cosa, pues siembran bulos y mitos en las cabezas de quienes buscan información, y en nada benefician su salud.

Además del trabajo como nutricionista clínica, otra de mis grandes pasiones es la comunicación. La considero una de las armas más potentes con las que contamos los profesionales de la salud, pues nos servimos de ella para ayudar a la población a tomar conciencia de la importancia que tiene la alimentación en la prevención y mejora de su calidad de vida. Eso sí, lo que explicamos siempre tiene una base científica.

De hecho, el principal mensaje que deberíamos transmitir tanto a la población como a nuestros gobiernos —que al fin y al cabo son los encargados de desempeñar las políticas de actuación en salud pública— es «prevenir es curar».

Fomentar un estilo de vida saludable y una alimentación adecuada podría prevenir la mayoría de las patologías que son causa de muerte a nivel mundial. Según datos de la Organización Mundial de la Salud, 7 de las 10 causas principales de muerte en el año 2019 fueron enfermedades no transmisibles. En concreto, la mayor causa de muerte fue a consecuencia de la cardiopatía isquémica, responsable del 16 % del total de muertes en el mundo. También cabe destacar que mediante una alimentación saludable podrían prevenirse otras enfermedades no transmisibles, como la diabetes, el cáncer o los accidentes cerebrovasculares, entre muchas más.

Si transferimos todo esto al ámbito económico, según el informe «Alimentación, factor de salud y sostenibilidad», en España se podría ahorrar hasta casi el 20 % del gasto anual del Sistema Nacional de Salud (que viene a ser 14.300 millones de euros), si se aplicaran medidas para mejorar la alimentación de la población. Asimismo, se ahorraría en el gasto farmacéutico. También por eso merece la pena destacar el papel del nutricionista en la sociedad.

Me encantan las frases de personajes célebres porque en muchas ocasiones son una fuente de inspiración por su brillantez. Respecto a la prevención, me viene a la cabeza una de Thomas Edison (1847-1931) —a quien todos conocemos como un gran inventor, artífice de la bombilla y el gramófono—, que dice lo siguiente:

> El médico del futuro no tratará el cuerpo humano con medicamentos, más bien curará y prevendrá las enfermedades con la nutrición.

La primera vez que leí esta frase, creí morir de amor. Sin duda, estamos ante un fan de la nutrición y un visionario de la medicina preventiva.

Así pues, aprovecho esta ocasión (no puedo evitarlo) para hacer una breve pero importante reivindicación de la profesión del nutricionista y el farmacéutico dentro del sistema sanitario público: a día de hoy, todavía no se cuenta con suficientes nutricionistas en salud pública. La presencia de nutricionistas en centros de salud y hospitales podría ayudar a preservar la salud y, en caso de enfermedad, trabajar por la mejoría en colaboración con la medicina y la farmacología.

Del mismo modo, la educación nutricional es clave desde la infancia. Por eso sería interesante contar con la ayuda de nutricionistas en los centros educativos para la promoción de una alimentación saludable desde edades tempranas.

Siempre respeto y valoro la farmacología como una herramienta en el manejo de muchas patologías, así como al resto de los profesionales sanitarios, porque la unidad es realmente fundamental en cuestiones de salud. Por eso se debería considerar cualquier tratamiento dentro de un amplio paraguas multidisciplinar en el que todas las especialidades tuvieran cabida: el personal de enfermería, que en muchas ocasiones es el que se encuentra en primera línea de cara al paciente; la profesión médica, por supuesto; los nutricionistas; los biólogos, que son quienes están detrás de muchas investigaciones que nos permiten avanzar; y otro grupo de sanitarios, al cual es importante comenzar a valorar, que es el de los farmacéuticos. Su profesión requiere una amplia formación, pues no se limitan a vender fármacos sino que forman parte del desarrollo de los mismos; por ello sería interesante integrarlos en nuestro sistema sanitario a pie de cama con el fin de personalizar al máximo la terapia farmacológica de cada paciente.

Con el fin de darles visibilidad, quiero recordar que, gracias a los científicos, ya sean, médicos, biólogos, farmacéuticos o nutricionistas, que pasan horas y horas en los laboratorios, se consigue superar muchas enfermedades; por eso la sociedad y los gobiernos deben tomar conciencia e intentar volcar todos los esfuerzos en fomentar más trabajo de investigación en beneficio de todos.

Seguramente se me esté viendo el plumero y se note cierto cariño hacia la profesión farmacéutica, y es que estos fueron mis inicios profesionales antes de dedicarme a la nutrición. Por eso, aunque este libro está enfocado a la dietoterapia, aprovecho para indicar también aquellos tratamientos farmacológicos más indicados para cada una de las patologías, siempre partiendo de que la mejor terapia es la prevención o el tratamiento nutricional.

En general quisiera destacar que el trabajo conjunto de los sanitarios, sea cual sea su campo, es la clave para construir sociedades más saludables.

En lo que concierne al contenido del libro, he querido expresar cómo vivo, percibo y transpiro la nutrición por todos mis poros. Una profesión que llegó a mi vida para convertirse en mi pasión y espero poder seguir disfrutándola por muchos años. En estas páginas encontrarás mi visión profesional y personal de algunos de los casos más relevantes que he tratado, ya sea por el interés que despiertan o por el impacto que la enfermedad puede causar en nuestra sociedad.

Todo, absolutamente todo, está basado en casos reales; por eso, puede que alguien se vea reflejado en alguno de los capítulos de este libro. Para preservar la intimidad de mis pacientes, les he cambiado los nombres, pero estoy segura de que a más de uno no le importaría contar su experiencia.

Es importante destacar que toda la información aportada en este libro ha sido contrastada por diversos estudios científicos. Y aunque en el libro se expone de forma general a modo de referencia o guía, siempre es de suma importancia personalizar la dieta al máximo, pues en cada caso individual pueden coexistir distintas patologías y por eso tiene que ser el dietista-nutricionista quien finalmente tome las decisiones más acertadas con el objetivo de mejorar la salud del paciente.

Además de las recomendaciones generales de nutrición que doy en cada caso, considero importante plantear una dieta más específica y aportar alguna que otra receta a modo de ejemplo, pues estoy convencida de que estas estrategias geniales ofrecen al paciente las herramientas necesarias para asentar todos los conceptos explicados en la consulta de nutrición.

Quisiera también aprovechar este espacio para dar las gracias. Siempre estaré agradecida a mi mentor, amigo y ahora director de tesis, el doctor José Miguel Soriano. Asimismo, gracias a Isabel Hartgring, por toda la ayuda, por todas las horas; has sido la mejor compañera en esta aventura.

Por último, debo confesar que ha sido un verdadero placer escribir este libro y poder mostrar una visión sobre el mundo de la nutrición, y en concreto sobre la dietoterapia, que espero que sea amena y de interés.

Te deseo salud.

COLESTEROL

Aunque no lo parezca, trabajar en una consulta de nutrición es superestimulante, creativo y requiere de un constante estudio que no permite que nos apoltronemos en el despacho atendiendo a un paciente tras otro. Hay que mantenerse informado de las últimas investigaciones para ofrecer la mejor solución al paciente.

El caso de David quizá te suene, no porque lo conozcas, sino porque todos tenemos en nuestro entorno a alguna persona que, tras el análisis de rigor que le hace cada año la mutua del trabajo, comprueba que ha sobrepasado los niveles de colesterol que se consideran saludables.

Ante esta situación, David y muchas otras personas tienen que tomar una decisión nada sencilla. No lo es porque requiere de mucha voluntad y determinación.

Por una parte está el camino más fácil y que por desgracia toman muchas personas —sin primero hacer el esfuerzo de probar otros métodos más saludables—, que es recurrir a la estatina. Es decir, echar mano de la farmacología. Muchas personas se engañan de esta forma y mantienen los malos hábitos, ocultándolos bajo la medicación, aunque no dejen de ser el problema de base.

Es como si tuvieras goteras en casa y para solucionar el problema compraras todo tipo de cubos y los trapos más absorbentes para recoger el agua y taparas las manchas con pintura, sin atender en ningún momento al problema en el propio tejado. No tiene sentido, ¿verdad?

Pues así es cómo actuamos muchas veces en relación con la salud. Recurrimos a la farmacología sin que haya llegado el momento de hacerlo. No voy a ser yo quien tire piedras sobre su propio tejado —pues antes que nutricionista soy farmacéutica—, pero es evidente que en muchos casos no es necesario que te mediques desde el principio, y que si tu médico te da a elegir entre mejorar los hábitos o tomar pastillas, debes elegir la primera opción; para la medicación siempre habrá tiempo más adelante.

Por otro lado, como te comentaba, está el sendero hacia un cambio de hábitos, entre los cuales cabe destacar el cambio en la alimentación, que no solo te permitirá mejorar los niveles de colesterol sanguíneo, sino que va a ayudarte a mejorar tu salud en general a corto y largo plazo; seguro que como premio perderás un poco de peso, algo que motiva a la mayoría de la población.

Puesto que, a pesar de tener los niveles de colesterol elevados, David gozaba de una buena salud en general —así lo muestran sus análisis, y era la primera vez que le salía elevado el colesterol—, su médico le propuso las dos opciones, o medicación o cambio de hábitos. David se decidió (muy acertadamente) a recurrir a mí para que lo ayudara a mejorar la salud a través de la alimentación.

Como David, son muchas las personas que cada día se diagnostican de hipercolesterolemia en España. Alrededor del 50 % de la población adulta la padece y, según el estudio ENRICA (Estudio de Nutrición y Riesgo Cardiovascular), no todos son diagnosticados.

Cabe destacar la importancia de mantener unos niveles de colesterol bajos, ya que los altos están íntimamente relacionados con la muerte por enfermedad cardiovascular; y esta, según el estudio citado, en 2017 fue la causante del:

- 22,5 % de las muertes en mujeres
- 24,6 % de las muertes en hombres

Así pues, no debemos subestimar los resultados de nuestros análisis, porque pueden ser un aviso o llamamiento para comenzar a cambiar nuestro estilo de vida.

Pero volvamos al caso de David. Además de haberle subido los niveles de colesterol, me explicaba que en los últimos dos años también había aumentado de peso y que ya notaba una inminente barriguita —que él achacaba a su edad— y que le gustaría quitarse de encima.

Durante la entrevista, me contó que este cambio en su composición corporal comenzó tras la alegría de haber sido ascendido a un puesto de mayor responsabilidad; el nuevo puesto venía acompañado de un aumento de estrés en el trabajo, falta de tiempo para seguir realizando ejercicio físico y más viajes y comidas de trabajo que en muchas ocasiones le impedían comer adecuadamente.

Ayudar a David con su propósito de llevar los niveles de colesterol a unos valores adecuados no solo pasaba por diseñar una dieta apropiada, sino que la **educación nutricional** era fundamental para que pudiera cambiar sus hábitos y comprender la razón de cada recomendación.

Me encanta recordar esto, pues considero que los nutricionistas no estamos aquí para dar órdenes sobre lo que se tiene y no se tiene que comer, faltaría más. Nuestra tarea es enseñar; aportar los conocimientos necesarios y dar libertad con objeto de que el paciente pueda elegir aquella alimentación que más le interese para su salud. Conocer el porqué de las cosas nos ayuda a comprender mejor la recomendación que se nos está haciendo; con ello tendremos más probabilidades de que el mensaje cale y, por lo tanto, también de conseguir el deseado cambio de hábitos.

Dicho esto, vamos al lío y a aprender un poquito más sobre el colesterol. Veremos cómo hemos podido ayudar a David a mejorar su salud.

¿Qué es el colesterol?

Cuando escuchamos la palabra «colesterol», la relacionamos inmediatamente con una enfermedad; sin embargo, la realidad es que el colesterol es una sustancia imprescindible para la vida, pues es uno de los constituyentes fundamentales de nuestras células; concretamente, de la membrana celular, de varias hormonas y de la vitamina D, tan importante para nuestra salud ósea y para el sistema inmunitario.

El colesterol es una grasa que puede producir nuestro propio cuerpo, pero también lo ingerimos a través de los alimentos de origen animal, como son las carnes, las yemas de huevo y los quesos.

Como cualquier otra grasa, el colesterol es susceptible de inmiscuirse en agua; son unas partículas llamadas «lipoproteínas» las que lo transportan en la sangre (que es un medio acuoso). Estas lipoproteínas son complejos hidrosolubles —es decir, se encuentran a gusto en el medio acuoso— formados por proteínas y grasa que pueden transportar en su interior las moléculas de colesterol y hacerlas llegar a todo el organismo.

Según el tipo de lipoproteína (que se clasifican en función de su densidad) en el que viaje la molécula de colesterol, podemos clasificar el colesterol en los distintos tipos que conocemos:

- HDL o lipoproteínas de alta densidad: el bueno
- LDL o lipoproteínas de baja densidad: el malo
- VLDL o lipoproteínas de muy baja densidad: el feo

- Otros: quilomicrones o IDL (lipoproteínas de densidad intermedia)

Sí, como en el western de 1966 protagonizado por Clint Eastwood (por cierto, con una impresionante banda sonora de Ennio Morricone), en el colesterol tenemos *El bueno, el malo y el feo.*

El bueno: HDL

Lo llamamos así porque es nuestro protector frente al desarrollo de enfermedades y accidentes cardiovasculares.

El HDL es la lipoproteína encargada de ir recogiendo el colesterol desde los tejidos y las arterias —en las paredes de las cuales puede haberse ido pegando hasta formar una placa de ateroma (altamente peligrosa)— y transportar estas moléculas al hígado para que posteriormente sea eliminado por la bilis en forma de heces.

Vamos, que el HDL actúa como un poli persiguiendo a un caco: lo pilla y lo lleva al calabozo.

El malo: LDL

El LDL es el malo malísimo de la película. Este colesterol es transportado en partículas de baja densidad que tienden a depositarse en las paredes de las arterias y a formar la placa de ateroma que comentamos anteriormente; si la placa se desprendiera y llegara a obstruirnos las arterias, puede producirse aterosclerosis, un ictus o alguna enfermedad coronaria.

Piensa que, al irse depositando el LDL en las paredes de las arterias, el diámetro de estas se verá reducido. Pongo de ejemplo una manguera de riego: si le taponamos parte de la boca con el dedo, a medida que disminuimos su diámetro aumentan la velocidad y la presión del agua en su interior; transferidos a nuestro sistema cardiovascular, estos factores lo deterioran de tal modo que nos volvemos más susceptibles de sufrir accidentes coronarios.

De ahí que sea tan importante controlar los niveles de colesterol, especialmente del LDL, para evitar accidentes cardiovasculares.

El feo: VLDL

El VLDL es una lipoproteína de muy baja intensidad, también sintetizada en el hígado, que mayoritariamente transporta triglicéridos por el torrente sanguíneo.

Igual que con el LDL, una mayor cantidad de VLDL en sangre se relaciona con un mayor riesgo de aparición de la placa de ateroma.

El colesterol VLDL se calcula por lo general como un porcentaje del valor de triglicéridos.

No podemos hablar de colesterol sin conocer cuáles son los valores y rangos de normalidad en los que debemos movernos para gozar de una buena salud.

Valores recomendados en la actualidad

Digo «en la actualidad», porque si pasas de los cuarenta como yo, sabrás que en las dos últimas décadas se han ido ajustando (o recortando) dichos valores.

Cuando nos referimos a la suma de los tres tipos de colesterol hablamos de «colesterol total»; por lo que, como hemos visto, este término no muestra lo más importante a la hora de valorar los análisis clínicos.

$$\text{Colesterol total} = \text{HDL} + \text{LDL} + \text{VLDL}$$

En rasgos generales, deberíamos mantener un nivel de colesterol total por debajo de los 200 mg/dl; sin embargo, lo realmente importante es mantener el colesterol LDL por debajo de los 130 mg/dl.

Te dejo una guía de los valores de referencia lipídicos:

Colesterol total	Óptimo: <200 mg/dl Normal-alto: 200-239 mg/dl Alto: >240 mg/dl
Colesterol-LDL	Óptimo: <100 mg/dl Normal: 100-129 mg/dl Normal-alto: 130-159 mg/dl Alto: 160-189 mg/dl Muy alto: >190 mg/dl
Colesterol-HDL	Óptimo: >40 mg/dl en hombres Óptimo: >50 mg/dl en mujeres
Triglicéridos	Óptimo: <150 mg/dl Normal-alto: 150-199 mg/dl Alto: 200-499 mg/dl Muy alto: >500 mg/dl
VLDL	Alto: >30 mg/dl

Además, hay que recordar que a la hora de determinar una hipercolesterolemia no solo deben considerarse los valores estándares. Padecer patologías asociadas —como por ejemplo una enfermedad arterial, una cardiopatía, la hipertensión arterial, entre otras, o ser fumador— puede derivar en la reconsideración de los valores estándares por parte del profesional y, por lo tanto, en la determinación de que una persona sufre una hipercolesterolemia a pesar de tener los valores por debajo de los indicados.

Tipos de hipercolesterolemia

Detectar una hipercolesterolemia es clave, pero también lo es conocer las casusas que nos han llevado a esta situación.

Muchas veces, el origen de una hipercolesterolemia está relacionado con **alteraciones congénitas** (debidas a mutaciones en los genes que codifican la síntesis de receptores, enzimas o apoproteínas implicadas); en esos casos, se llama «colesterol hereditario». Así pues, cabe esperar que padres con niveles de colesterol elevados tengan hijos con niveles semejantes.

Que anda, menuda herencia…

Sin embargo, también encontramos las hipercolesterolemias **secundarias**; son aquellas cuyo origen reside en otra patología de base: esta provoca una subida de nuestros niveles de colesterol y, por tanto, empeora la situación. Entre las causas de la hipercolesterolemia secundaria se encuentran: obesidad, hipotiroidismo, síndrome nefrótico, síndrome de Cushing, o el consumo de fármacos (como betabloqueantes y diuréticos).

Tampoco debemos olvidar el colesterol que nos curramos con nuestros **malos hábitos**; es en el que más fácilmente podemos intervenir.

El sobrepeso y la obesidad, el consumo de grasas saturadas en exceso, el tabaquismo, el consumo de alcohol y de azúcar, son determinantes en la aparición de una hipercolesterolemia.

Además, también cabe destacar que el sedentarismo, la falta de un sueño de calidad y el estrés repercuten en nuestros niveles de colesterol sanguíneo y, por tanto, en nuestra salud.

Enemigo silencioso

Podemos decir que el colesterol es un «enemigo silencioso», pues no duele y no avisa, a no ser que te hagas un análisis de sangre y ¡bingo!, puede que esté allí, calladito, sin decir nada.

Valorar las posibles patologías asociadas a la hipercolesterolemia e intentar transmitir al paciente la importancia de cambiar sus hábitos es la principal tarea de mi trabajo, pues considero primordial que sea él quien elija hacer el cambio.

En el caso de David no existía ningún tipo de patología asociada, y su hipercolesterolemia tenía su origen en el deterioro de sus hábitos. Pero no por ello dejaremos de explicarle las complicaciones que se podrían derivar si se mantuvieran por mucho más tiempo sus elevados niveles de colesterol.

A la larga, los niveles elevados de colesterol pueden llevar a desarrollar aterosclerosis, que a su vez puede provocar:

- *Accidente cerebrovascular*: sucede cuando un coágulo bloquea el flujo sanguíneo en una parte del cerebro; un ictus o un accidente cerebrovascular transitorio (AIT).
- *Accidente cardiovascular*: de la misma manera que en el accidente cerebrovascular, un coágulo puede obstruir las arterias y bloquear el flujo sanguíneo, provocando un infarto o una angina de pecho.

Tratamiento nutricional

Cabe destacar cuatro pilares básicos para el tratamiento del colesterol:

- alimentación
- ejercicio físico
- buenos hábitos (o, más bien, huir de los malos)
- farmacoterapia

Como ya hemos comentado, en el caso de David se descartó la farmacoterapia porque era la primera vez que aparecían valores de colesterol altos en sus análisis y porque prefería optar por trabajar en sus hábitos.

Es aquí donde la alimentación juega un papel importantísimo.

El peso corporal

A muchos nutricionistas no les gusta hablar del peso corporal. Sin embargo, hemos de ser sinceros y conscientes de que un aumento de peso, en concreto de los depósitos de masa grasa y en especial de la grasa situada en la zona abdominal, es perjudicial para la salud, mientras que el hecho de reducir la densidad calórica de la dieta puede jugar en favor de un descenso del colesterol y una mejora de nuestra salud en general.

Las grasas

Quizá el grupo de macronutrientes que más destaca por su directa correlación con el colesterol sanguíneo es el de las grasas.

Todavía hoy, muchas personas siguen pensando que todas las grasas tienen una relación negativa con nuestro organismo; y no es de extrañar, pues durante las últimas décadas, las grasas han sufrido una persecución sin diferenciación entre ellas, se las ha metido a todas en el mismo saco, llevándonos a esta confusión.

Por eso es primordial diferenciar los distintos tipos de grasas que nos aportan los alimentos, y así hacer la mejor de las recomendaciones en casos como el de David.

Podemos diferenciar entre:

- ácidos grasos saturados
- ácidos grasos monoinsaturados

- ácidos grasos poliinsaturados
- grasas trans
- colesterol

Ácidos grasos saturados

Las grasas saturadas no solo las encontramos en alimentos de origen animal como:

- lácteos y derivados
- carnes y productos procesados con carnes (hamburguesas, salchichas, embutidos…)
- yema de huevo

También están presentes en el mundo vegetal, como en los aceites de palma y palmiste, y en el aceite de coco. Asimismo, se hallan en alimentos ultraprocesados, como la bollería industrial, y en alimentos precocinados.

En cuanto a su consumo, se recomienda no superar el 7 % de las calorías diarias totales a ingerir, ya que el incremento del consumo de grasas saturadas en la dieta está relacionado con una mayor mortalidad por enfermedad coronaria.

Ácidos grasos monoinsaturados

Si algún alimento tenemos que destacar dentro del grupo de los ácidos grasos monoinsaturados es el que contiene nuestro querido aceite de oliva: el ácido oleico.

Los ácidos grasos monoinsaturados tienen un efecto beneficioso en nuestra salud, ya que nos ayudan a disminuir los niveles de colesterol LDL y a aumentar o mantener los niveles de colesterol HDL.

Si además hablamos del aceite de oliva virgen extra, tenemos que sumarle la presencia de vitaminas A y E y los polifenoles, que le otorgan un carácter antioxidante. En este caso podemos decir, por tanto, que las grasas monoinsaturadas se comportan como un protector cardiovascular.

Otros alimentos que contienen grasas monoinsaturadas (aunque también tienen otro tipo de ácidos grasos) son las nueces, el aguacate, el aceite de girasol, el aceite de sésamo y la mantequilla de cacahuete.

Ácidos grasos poliinsaturados
Los poliinsaturados son otro tipo de ácidos grasos que actúan de manera favorable frente al colesterol plasmático y los triglicéridos. Podemos destacar dos series de ácidos grasos poliinsaturados:

- *Los omega 3*: tienen la capacidad de disminuir los triglicéridos y el VLDL. La sustitución de grasas saturadas de la dieta por alimentos ricos en omega 3 disminuye los niveles de LDL plasmático y reduce la agregación plaquetaria. Por eso podemos decir que el consumo de alimentos ricos en omega 3 nos ayuda a aumentar la protección frente a enfermedades cardiovasculares. Encontramos los ácidos grasos omega 3 en los pescados azules (salmón, caballa, bonito, arenques, sardinas...), el aguacate, el aceite de soja y los frutos secos.
- *Los omega 6*: tienen efectos beneficiosos sobre mecanismos que intervienen en nuestro sistema inmu-

nológico y sobre la inflamación. Un consumo elevado puede producir el efecto contrario al deseado, aumentando el riesgo de aterogénesis (formación de la placa de ateroma); sin embargo, lo cierto es que en las dietas habituales el efecto cardioprotector es mayor que el riesgo de ateroma. Algunos de los alimentos ricos en omega 6 son los frutos secos, los huevos, la carne roja y de ave, el aceite de girasol y las semillas.

Cabe destacar que ambos tipos de ácidos grasos son denominados «esenciales»; esto significa que nuestro cuerpo no puede sintetizarlos y por eso debemos incorporarlos a través de la alimentación.

Colesterol

Las principales fuentes de colesterol de nuestra dieta están asociadas a la ingesta de grasas saturadas que encontramos, fundamentalmente, en alimentos de origen animal. Por ello, si queremos regular los niveles de colesterol sanguíneo tendremos que reducir principalmente el consumo de alimentos de origen animal que contengan grandes cantidades de grasas saturadas, como la carne roja, los lácteos enteros y sus derivados.

Algunos alimentos que contienen colesterol *per se* son los embutidos, las vísceras, el marisco y quesos curados; además están los controvertidos huevos, que todavía hoy nos tienen en la incertidumbre acerca de su relación con el colesterol sanguíneo. Mientras que algunos estudios vinculan el consumo de huevos con un incremento del colesterol, otros lo desmienten. Así pues, ante la duda lo mejor es ser comedidos pero sin eliminarlos de nuestra alimentación, ya que los huevos son un alimento completo que nos puede aportar muchos beneficios englobados en una dieta variada y saludable.

Como a todos nos encantan las cifras, citaré algunas para que tengas una referencia real sobre la ingesta recomendada de colesterol. Hablaríamos de 300 mg/día, que es una cantidad perfectamente controlable si seguimos una dieta adecuada.

Cantidad de colesterol en 100 g de alimento,[1] ejemplos:

- queso manchego: 107 mg
- huevo: 411 mg
- calamar: 263 mg
- gambas: 200 mg
- jamón serrano: 54 mg

PROTEÍNAS

Parece ser que las proteínas en sí no están relacionadas con los niveles de colesterol. Sin embargo, debemos recordar que, en su composición, los alimentos no tienen un único macronutriente, sino que están formados por distin-

---

1. Datos obtenidos del USDA (Departamento de Agricultura de Estados Unidos), <https://fdc.nal.usda.gov>.

tas combinaciones de proteínas, hidratos de carbono o grasas.

Así pues, las dietas más ricas en proteínas de origen animal son más susceptibles de añadir grasas que pueden aumentar los niveles de colesterol; mientras que las dietas sustentadas en proteínas de origen vegetal aportan a su vez componentes tales como la fibra, que pueden reducir dichos niveles.

Hidratos de carbono

Igual piensas que los hidratos de carbono poco tienen que ver con el colesterol, pero cada vez son más los estudios que demuestran su relación con el colesterol sanguíneo.

En primer lugar, debemos diferenciar entre los **hidratos de carbono complejos**, que preservan la fibra (de la cual te hablaré mucho en este libro, por los grandes beneficios que aporta a nuestra salud), y los **hidratos de carbono de absorción rápida**, como son el pan, la pasta, el arroz y el azúcar blanco.

Y es que según varios estudios, el consumo de cantidades elevadas de hidratos de carbono de absorción rápida está directamente relacionado con el aumento de los triglicéridos y con una disminución de colesterol HDL (el bueno); vamos, que tiene justamente todos los ingredientes necesarios para sufrir una enfermedad cardiovascular.

Por eso es recomendable disminuir el consumo de dulces, bollería, pastas, arroz y pan blanco con objeto de sustituirlos por hidratos de carbono complejos, cuyo contenido en fibra nos ayudará a mejorar el colesterol sanguíneo. Así pues, esto nos lleva a hablar de la importancia del consumo de fibra para la mejora de los niveles de colesterol sanguíneo.

Fibra

La fibra presente en los alimentos de origen vegetal es un componente clave en nuestra dieta para preservar la salud, pues está relacionada con el colesterol.

En primer lugar, cabe mencionar que existen dos tipos de fibra:

- *La fibra insoluble*: sus componentes son resistentes a la acción de los microorganismos de nuestro intestino, aumenta el tamaño de nuestras heces, mejorando el peristaltismo (movimientos intestinales que hacen que avance el bolo fecal), y con ello favorece la limpieza de las paredes del intestino. Este tipo de fibra está presente sobre todo en los granos enteros, el salvado de trigo, en algunas verduras (por ejemplo, las de hoja verde) y en las semillas.
- *La fibra soluble*: como su nombre indica, es capaz de captar agua y formar una especie de masa viscosa que aumenta el volumen de las heces y disminuye su consistencia. Este tipo de fibra es fermentable en el intestino y nos ayuda a mejorar la salud de la microbiota, que es la población bacteriana que vive en nuestro intestino y que ayuda a la absorción de nutrientes; por eso es tan importante. Al formar este gel viscoso, la fibra soluble disminuye la absorción

del colesterol y de otros nutrientes como la glucosa, y esto la convierte en un arma potente contra las enfermedades cardiovasculares. Encontramos este tipo de fibra en alimentos como las frutas, las verduras y las legumbres, de ahí que siempre insistamos en aumentar su presencia en las dietas.

Otros componentes de nuestra dieta

Fitoesteroles
Los esteroles vegetales se hallan en cantidades pequeñas en los alimentos de origen vegetal, y su peculiaridad es que presentan una estructura semejante al colesterol, de manera que compiten por su puesto; con ello impiden que el colesterol sea absorbido. Así pues, podemos decir que su efecto es hipolipemiante, ya que reducen el colesterol LDL (malo).

Alimentos como los aceites vegetales, las verduras, las frutas, los frutos secos y los cereales presentan fitoesteroles de forma natural.

También podemos encontrarlos en alimentos funcionales en los que se añade industrialmente un componente beneficioso para la salud. Y en el mercado hay lácteos, cereales o bebidas fortificadas con fitoesteroles, aunque siempre es más recomendable consumirlos en su forma natural.

El consumo de 1,5 a 3 g/día de esteroles vegetales hace que disminuyan los niveles de colesterol LDL entre un 6 y un 15 %.

Alcohol

Siempre parece controvertido hablar del alcohol en nuestra dieta. A menudo se discute sobre si es bueno un consumo moderado o si, en contrapartida, su consumo puede ser perjudicial.

Por muy impopular que suene, debo decirte que el alcohol poco beneficia a nuestra salud; además, respecto a su relación con el colesterol hay que saber que un consumo excesivo de alcohol aumenta la estimulación hepática de triglicéridos.

Recomendar el consumo de alcohol de un modo generalizado es un error, pues cada uno de nosotros puede metaforizar este consejo a su manera, y siempre tendrá más efectos perjudiciales que beneficiosos.

En consulta he tratado a personas que, aun sin gustarles el alcohol, se forzaban a tomar una copa de vino al día por aquello de que «tiene polifenoles maravillosos para nuestra salud». Si queremos potenciar el consumo de estos potentes antioxidantes, mejor te sugiero que tomes una gran variedad de verduras y hortalizas.

Dicho esto, ¿cuál es mi recomendación en cuanto al alcohol?, «el menos posible». Eso no significa que de vez en cuando no puedas tomar una copa de vino.

Recomendaciones para mejorar el colesterol sanguíneo

Una vez vistas las características de una hipercolesterolemia y cómo pueden influir en ella los distintos componentes de los alimentos, había llegado el momento de preparar unas recomendaciones para que David mejorara su perfil lipídico y, de paso, perdiera esos kilitos que había cogido en los últimos años y que empeoraban la situación.

Evitar el consumo de bollería y dulces

Como ya sabes, son alimentos con un alto contenido en grasas saturadas y azúcares que en nada nos beneficiarán. Nos referimos tanto a los dulces industriales como a los caseros, aunque muchas personas piensen que al cocinarlos en casa pasan a ser saludables. Sí, al menos podemos elegir ingredientes de mejor calidad, pero las grasas y azúcares siguen estando ahí.

Hablamos de pastelitos, bizcochos, galletas, pan de molde, magdalenas, helados cremosos, cremas de chocolate y todos aquellos dulces que puedas imaginarte.

Eliminar los alimentos precocinados o procesados de la dieta

Los alimentos precocinados y excesivamente procesados pueden contener grandes cantidades de grasas, sal y azúcares en su composición. Evítalos y opta por la mejor alternativa, que es prepararlos tú mismo.

En este grupo debemos incluir tanto los alimentos precocinados como los *snacks* y las salsas preparadas y caldos; todos ellos suelen ser muy grasos.

Te recomiendo que siempre eches una ojeada al etiquetado nutricional y te fijes en la cantidad de grasas saturadas y trans o parcialmente hidrogenadas que tiene cada alimento, con objeto de descartarlo de tu dieta.

Grupos de alimentos

Carnes

Procura priorizar el consumo de carnes blancas —como el pollo, el pavo y el conejo— frente a las carnes rojas, pues estas tienen mayor cantidad de grasa.

Por supuesto hay que reducir el consumo de carnes procesadas, como por ejemplo hamburguesas, embutidos, salchichas o fiambres. Además, intenta eliminar la grasa visible antes de cocinarla, y en el caso del pollo y el pavo, también la piel.

Si has preparado un caldo con carne, recuerda que siempre va a soltar una parte de grasa. La mejor opción para desgrasarlo es evitar consumirlo directamente una vez cocinado. Se puede dejar enfriar en el frigorífico con objeto de retirar la grasa fácilmente, pues se formará una capa en la parte superior por la diferencia de densidad.

Pescados

Aumenta el consumo de pescado, al menos 4 veces a la semana. Podríamos dividir esta recomendación en:

- Dos raciones de pescado blanco: merluza, bacalao, lubina, dorada, palometa, lenguado…

- Dos raciones de pescado azul: sardinas, arenques, salmón, atún, boquerones...

Los pescados azules son una excelente fuente de ácidos grasos omega 3 y omega 6 que nos ayudarán a mejorar el perfil lipídico.

Legumbres

Fomentar el consumo de legumbres en tu alimentación va a ser sinónimo de «salud» por su gran contenido en fibra. Puedes incluirlas de 2 a 4 veces a la semana.

Quizá muchas personas pensarán que son aburridas porque solo las imaginan en forma de guisos, pero la verdad es que con ellas podemos preparar un sinfín de recetas divertidas. Desde un hummus, unas hamburguesas vegetales o utilizar su harina para hacer distintas masas. Las posibilidades son infinitas.

Frutas y verduras

La base de toda alimentación saludable son las verduras, frutas y hortalizas. Debemos incluirlas en cada una de nuestras comidas; seguro que no fallamos. ¿Cuánto?, pues aproximadamente la mitad de nuestro plato.

Hay que recordar que al menos una vez al día debemos consumirlas crudas, de esta manera obtendremos todas las vitaminas y minerales, pues durante el cocinado se pueden perder o desnaturalizar.

Frutos secos

Los frutos secos son ricos en ácidos grasos poliinsaturados y por eso pueden ser un aliado en la prevención del riesgo cardiovascular.

Se recomienda ingerir unos 30 g al día, siempre teniendo en cuenta que los debemos consumir o bien en crudo o bien tostados, y evitar aquellos que estén fritos o contengan sal.

Aguacate

Al igual que los frutos secos, contienen ácidos grasos omega 3 y por tanto son recomendables para casos de hipercolesterolemia. No te voy a decir que puedes comer 3 al día, pero no está nada mal añadirlo en tus ensaladas o tomar un delicioso guacamole.

Huevos

Sin duda, es el alimento con más controversia dentro del «mundo colesterol». Tanto que, como ya he dicho, hasta el día de hoy se han publicado cientos de estudios y cada uno de ellos llega a una conclusión distinta. Que si suben el colesterol, que si son cardiosaludables… no hay forma de llegar a un consenso. En este caso, como profesional te recomiendo el sentido común.

Si tus niveles de colesterol son elevados puedes consumir de 3 a 5 huevos por semana; así te aseguras de que no influyan en tus niveles de colesterol.

Además, cabe apuntar que el colesterol se encuentra en la yema, por lo que si quieres consumir las claras aparte o añadirlas a una tortilla no habría ningún problema.

Lácteos

Yo no soy muy amante de los productos desnatados, *light* o muy toqueteados, por decirlo de alguna manera.

Sin embargo, cuando debemos controlar el colesterol no vienen nada mal. Intenta sustituir los lácteos enteros por desnatados y recuerda mirar el etiquetado para comprobar que no se les ha añadido azúcares de más.

Cabe apuntar también que los quesos curados son los que más grasas tienen. Esto ocurre porque, al ir curándose, se va reduciendo su contenido en agua, de modo que el contenido en grasas saturadas y sal va concentrándose más en él. Por eso solemos recomendar los quesos frescos y con un menor contenido en sal. Así pues, si te apasiona el queso, no tienes por qué renunciar a él.

Grasas

Es necesario reducir el consumo de grasas en general, pero claro, con alguna tendremos que cocinar y aderezar nuestras ensaladas.

Elige para ello principalmente un aceite de oliva virgen extra (AOVE) e intenta controlar las cantidades. Con esto me refiero a que las ensaladas no deben nadar en un mar de aceite. Puedes añadirles más condimentos para darles alegría, ya sean especies, vinagre, limón u otras frutas.

Bebidas azucaradas

Evita el consumo de bebidas azucaradas. Como comentaba anteriormente, una ingesta excesiva de azúcares puede incrementar los niveles de colesterol.

Prioriza siempre el consumo de agua; puedes experimentar haciendo aguas de distintos sabores, ya verás cómo cambian (por ejemplo, agua con pepino y hierbabuena).

Pastas, arroz y pan

Lo recomendable es consumir grano integral, por lo que siempre deberías elegir las versiones integrales, para asegurarte ese elevado consumo de fibra que tanto va a beneficiar a tu salud. Además, como te comentaba, las elevadas cantidades de hidratos de carbono simples (azúcares) están asociadas a un aumento del colesterol.

Cocinar

Así como los alimentos son importantes, también lo son los métodos de cocción, ya que pueden llegar a cambiar sus características nutricionales. Evita los alimentos rebozados y fritos.

Las técnicas de cocción recomendables serían: a la plancha, al vapor, hervidos, horneados, en papillote y salteados con poco aceite.

Por supuesto, siempre que podamos utilizaremos un aceite de oliva de calidad, evitando grasas animales como pueden ser la manteca o la mantequilla; en cuanto a la margarina, ni la nombramos (no soy fan).

Ejercicio físico

Hacer ejercicio físico tiene una clara relación con la salud y con los niveles de colesterol sanguíneo. Así pues, hay que moverse y no solo practicar ejercicio aeróbico, como correr, bailar, caminar rapidito; el ejercicio de fuerza o anaeróbico también es muy recomendable.

Dieta de cinco días

Tras explicar a David las características de su problema de salud, solucionar sus dudas y recomendarle a grandes rasgos cómo podía mejorarlo, llegó la hora de establecer una planificación nutricional, adaptándola a todas las necesidades que hemos comentado.

Le presenté cómo había de ser su dieta para la hipercolesterolemia de la siguiente manera:

	Lunes	**Martes**	**Miércoles**	**Jueves**	**Viernes**
Desayuno	Café con leche semidesnatada + Copos de avena + Pieza de fruta	Infusión + Tostada de pan integral con queso fresco + Pieza de fruta	Infusión + Yogur desnatado + Frutos secos + Pieza de fruta	Zumo de naranja natural + Tostadas de pan integral con aguacate	Infusión + Tortitas estilo *pancakes* de avena + Pieza de fruta
Almuerzo	Yogur desnatado	Frutos secos	Biscotes integrales con atún	Pieza de fruta	Yogur desnatado
Comida	Ensalada variada + Lentejas estofadas + Pieza de fruta	Sopa de verduras + Wok de pollo con verduras + Yogur desnatado	Ensalada variada + Hamburguesa de legumbres con verduras + Pieza de fruta	Sopa de verduras + *Tabulé* de quinoa + Yogur desnatado	Chips de boniato + Lubina horneada con verduras + Pieza de fruta
Merienda	Frutos secos	Hummus + *crudités*	Queso fresco con orégano	Hojitas de cogollo con guacamole	Helado cremoso de plátano y cacao
Cena	Ensalada de tomate y aguacate + Merluza con espinacas + Pieza de fruta	Superensalada completa con huevo duro y atún al natural + Pieza de fruta	Ensalada de cogollos + Salteado de pavo con verduras + Pieza de fruta	Ensalada de escarola y fresas + Brochetas de salmón + Pieza de fruta	Ensalada de rúcula y olivas + Pizza con base de coliflor + Pieza de fruta

Recetas

	Chips de patatas y boniato
Ingredientes: • 2 o 3 patatas • 2 o 3 boniatos • 20 ml de aceite de oliva • sal • especias de tu elección	*Preparación:* 1. En primer lugar pelamos las patatas o el boniato y con ayuda de una mandolina (o con mucho cuidado) los cortamos en rodajas muy finas. 2. Recuerda que mientras tanto debemos precalentar el horno a unos 180 ºC. 3. A continuación colocamos las patatas o el boniato en un bol y añadimos un poco de sal, las especias que más te gusten y un chorrito de aceite de oliva virgen extra. Removemos bien para que se impregnen con todos los aromas y la grasa. 4. Si estás haciendo boniato y quieres que te quede crujiente puedes rebozarlo con un poco de harina de garbanzos. 5. En una bandeja de horno con papel especial de hornear, colocamos las rodajas de patata o boniato extendidas sin que se superpongan unas con otras para que se pueda dorar igual por todas partes. 6. Introducimos la bandeja con las rodajas en el horno, las cocinamos unos 15 o 20 minutos hasta que estén crujientes y listo.

	Helado cremoso de plátano y cacao
Ingredientes: • 4 plátanos maduros • 2 cucharadas de cacao desgrasado sin azúcar	*Preparación:* 1. En primer lugar pelamos los plátanos, los cortamos a rodajas y los introducimos en una bolsa o un recipiente de congelación. 2. Después los ponemos a congelar durante unas 4 horas. 3. A continuación ponemos el plátano troceado y congelado junto a las dos cucharadas de cacao en una procesadora de alimentos. Trituramos a máxima potencia, verás cómo se va formando una pasta muy cremosa que será tu superhelado.

Hamburguesa de lentejas	
Ingredientes: • 150 g de lentejas en conserva o cualquier otra legumbre • 1 zanahoria • ½ cebolla • 1 ajo • 1 biscote de pan integral • sal • pimienta • especias de tu elección	*Preparación:* 1. Para preparar las hamburguesas de lentejas, en primer lugar debemos escurrir y lavar las lentejas en conserva y reservarlas en un bol. 2. A continuación picamos la cebolla y el ajo, y rallamos la zanahoria. 3. En una sartén pochamos la cebolla y la zanahoria añadiendo el ajo al final para evitar que se queme. Sin embargo, también podrías añadir las verduras en crudo. 4. Con ayuda de un tenedor machacamos las lentejas y añadimos las verduras. 5. Llega el momento de dar más sabor y un poco de consistencia a la pasta, así que añadiremos un poco de sal y pimienta y las especias que más te gusten. Ahora podemos triturar el biscote de pan integral o bien machacarlo en un mortero hasta obtener un pan rallado que también añadiremos a la masa.
Solo nos quedaría dar forma a las hamburguesas; aquellas que no vayas consumir en los próximos días las puedes congelar para otra ocasión. Existe la opción de cocinarlas a la plancha o al horno. Desde luego, aquí tienes una forma diferente de consumir legumbres.	

Desenlace del caso

Quiero contarte que David consiguió disminuir el colesterol y bajar esos kilos que había cogido. Lo mejor de todo es que consiguió mejorar sus hábitos y, por supuesto, evitó recurrir a la farmacología.

Ni él ni yo podemos estar más contentos.

HIPERTENSIÓN ARTERIAL

Desde que me dedico a la nutrición, paso prácticamente cada día en la consulta —excepto las jornadas de docencia o divulgación— tratando de ayudar a las personas a mejorar su salud; en todos estos años, cada día aparece un paciente que sufre hipertensión arterial. Algunos vienen con otros objetivos y no le dan ninguna importancia, pues no notan ningún tipo de sintomatología; otros acuden directamente porque les preocupa esta situación.

Desde luego, la hipertensión arterial no es una patología que debamos tomarnos a broma por muy común que nos parezca; aunque pasa desapercibida porque no avisa ni produce dolor, es un enemigo potencial para la salud.

Te contaré el caso de Miguel, un empresario de cuarenta y cinco años con unos niveles de estrés muy altos. Según me cuenta, tras una crisis de ansiedad por el exceso de trabajo le hicieron un reconocimiento médico en el que los valores de presión arterial se mostraban elevados y, dado el caos de vida que lleva, decidió dar un vuelco y comenzar con una vida más saludable.

Como muchas personas que sacan adelante sus negocios, Miguel me explica que se ve obligado a hacer malabares para encontrar tiempo útil y poder llevar a cabo las tareas diarias. Poco a poco, esto le ha empujado a comer peor —a base de comidas prefabricadas y en restaurantes— y en muchas ocasiones incluso se olvida de comer debido a la carga de trabajo.

Esto quizá te parece una locura, pero pasa. Es frecuente encontrarse en la consulta personas que durante el día son prácticamente incapaces de tomar bocado a causa de su ritmo de vida, y por eso al llegar la noche devoran. Claro, tienen tanta hambre que acaban comiendo cualquier cosa.

En el caso de Miguel, además de adecuar una pauta nutricional con objeto de reducir la presión arterial, habrá que ayudarle a establecer unos horarios de comidas adecuados para normalizar su alimentación, así como enseñarle a elegir mejor los productos que consume. Además, en su caso es de vital importancia que lea adecuadamente el etiquetado nutricional de los productos para poder elegir aquellos que tengan un menor contenido en sal.

Así pues, en este capítulo voy a tratar con detalle la hipertensión arterial, los peligros que puede conllevar para nuestra salud y cómo podemos combatirla a través de la alimentación.

¿Qué es la hipertensión arterial?

Podemos definir la hipertensión como un aumento de la presión arterial por encima de los valores normales; es decir, cuando se encuentran de forma mantenida en los siguientes valores:

- sistólico ≥ de 140 mmHg
- diastólicos ≥ de 90 mmHg

Dicho de una manera más sencilla y coloquial, la **presión sistólica**, la «alta», representa el valor máximo durante la sístole ventricular: cuando el corazón late; mientras que la **presión diastólica**, la «baja», es el valor mínimo durante la diástole ventricular: cuando se relaja el corazón.

Cabe destacar que en las últimas guías americanas sobre la hipertensión arterial se han reducido los valores de referencia a cifras inferiores a 130/80 mmHg, ya que comportan un menor riesgo para sufrir otras patologías cardiovasculares.

Para que te hagas una idea de cuánto nos afecta la hipertensión en España, debo decirte que el 42,6 % de la población adulta mayor de 18 años es hipertensa. De ella, un 49,9 % son hombres y un 37,1 % mujeres. Además, su incidencia es mayor en personas que sufren diabetes: un 79,4 %; evidentemente, esto empeora la situación. Los pacientes que siguen un tratamiento farmacológico son el 88,3 %, y solo un 30 % tiene controlada la hipertensión.

Y, cómo no, existen muchísimos hipertensos sin diagnosticar, lo cual supone un riesgo para su salud.

Ante este panorama, tenemos que hacer mucho hincapié en dar visibilidad a esta enfermedad.

	Presión sistólica (mmHg)	Presión diastólica (mmHg)
Normal	<120	<80
Prehipertensión	120-139	80-89
Hipertensión estadio 1	140-159	90-99
Hipertensión estadio 2	>160	>100

A grandes rasgos, se puede explicar la hipertensión como una mayor presión o fuerza ejercida por la sangre sobre las paredes de los vasos sanguíneos, que obliga al corazón a realizar un mayor esfuerzo.

Causas y factores de riesgo

Las causas específicas de la hipertensión nos son desconocidas; sin embargo, podemos asociarlas a características o factores comunes que presentan las personas hipertensas. Podemos diferenciar estos factores en dos grandes grupos:

- *Factores no modificables*: como su nombre indica, son factores que no podemos variar, así como la edad, el sexo, la raza o la herencia genética.
    - *Edad*: se ha visto que la presión arterial aumenta con la edad, por lo que la prevalencia de hipertensión es más elevada en personas mayores; esto se debe a que los vasos sanguíneos se vuelven más rígidos a medida que pasan los años.

- *Sexo*: hasta el climaterio, los hombres son más propensos a sufrir hipertensión que las mujeres; a partir de ese momento, el riesgo se tiende a igualar entre ambos sexos. La mujer en la edad fértil presenta una menor incidencia debido a la acción de los estrógenos (hormonas femeninas), que actúan como protectores de enfermedades cardiovasculares.
- *Etnia*: en diversos estudios se ha demostrado que las probabilidades de desarrollar hipertensión arterial varían en función de la raza. Un estudio en concreto demuestra que los individuos de etnia asiática tienen un 38,7 % de probabilidad de morir después de un año de haber sido hospitalizados por un fallo cardíaco, frente al 31 % de probabilidad de los de raza blanca durante el mismo tiempo. Y esto puede deberse a que los vasos sanguíneos de los asiáticos son más pequeños que los de los individuos de raza blanca, por lo que aumenta la probabilidad de trombos y aterosclerosis.
- *Herencia genética*: está comprobado que tener un familiar directo con hipertensión aumenta significativamente el riesgo de padecerla.
- **Factores modificables**: son aquellos que podemos modificar mediante nuestro estilo de vida, como son el consumo de sodio y de determinados fármacos, el peso corporal, el sedentarismo, el estrés, el consumo de alcohol y el tabaco.
  - *Mala alimentación y consumo de sal elevado*: una alimentación inadecuada, rica en alimentos

procesados y pobre en verduras y frutas, puede aumentar los niveles de la presión arterial. Por eso, la buena alimentación será una de las estrategias clave a utilizar, tanto para tratarla como para prevenirla.

- *Peso corporal*: diversos estudios demuestran que un exceso de peso puede favorecer el incremento de la presión arterial desde edades tempranas. Se calcula que alrededor de un 70 % de los nuevos casos de hipertensión son debidos al incremento de peso. Una de las hipótesis sugiere que este favorece la resistencia a la insulina y la hiperinsulinemia. La insulina, a su vez, disminuye la excreción renal del sodio, lo que provoca un aumento del tono simpático. De esta manera se favorece la vasoconstricción y aumenta la presión arterial.
- *Sedentarismo*: la actividad física reduce la incidencia de hipertensión arterial, así como la aparición de otras enfermedades cardiovasculares. Con objeto de alejarnos de ellas, es vital huir del sedentarismo y practicar algún tipo de ejercicio a diario.
- *Factores socioeconómicos*: las diferencias socioeconómicas también pueden condicionar la salud. Puesto que las personas con un nivel socioeconómico más bajo no suelen tener acceso a tanta información, recurren con menos frecuencia a las terapias. En este estrato social se percibe una mayor incidencia de enfermedades cardiovasculares; además, los menores con una baja escolaridad tie-

nen mayor probabilidad de sufrir más enfermedades no transmisibles y, en especial, hipertensión arterial.
- *Tabaquismo*: es una de las mayores causas de mortalidad debido a los problemas cardiovasculares que provoca. Abandonar el hábito de fumar no va a mejorar los niveles de presión arterial, pero al menos sí reducirá la incidencia de enfermedad cardiovascular.
- *Consumo de alcohol*: también está asociado a un incremento de la presión arterial; además, debemos recordar que tiene un alto contenido calórico susceptible de favorecer el aumento de peso, y que interfiere en la absorción y eficacia de muchos medicamentos. Con objeto de preservar la salud cardiovascular, lo mejor es abandonar su consumo.
- *Estrés*: resulta un mal compañero de viaje en cualquier patología, y en el caso de la hipertensión no va a ser menos. Tras mucha controversia sobre si la reducción del estrés es beneficiosa para la presión arterial, varios estudios determinan que sí lo es. Hay que tener en cuenta que, ante una situación de estrés, se incrementa la frecuencia cardíaca y se constriñen las arterias principales, dando paso a un aumento de la presión sanguínea. Por eso, mantenerse alejado de situaciones estresantes y saber dominarlas nos puede beneficiar en el control de la hipertensión.

El principal riesgo de la hipertensión arterial es la elevada probabilidad de tener un accidente cardiovascular o cerebrovascular, o problemas renales, puesto que pueden dar lugar a una muerte prematura.

Dicho esto, cabe añadir que la hipertensión es una de las principales causas de muerte a nivel mundial, que supone un elevado gasto sanitario, y que conlleva un deterioro de la calidad de vida en las personas que la padecen.

El conocimiento de la patología y esforzarnos en llevar a cabo acciones preventivas son clave para evitar que personas como Miguel sufran una muerte prematura, en la cual están implicados muchos factores que podemos modificar con nuestro estilo de vida.

Síntomas

La hipertensión arterial es muy traicionera, no avisa y no presenta síntomas claros, o pueden tardar en aparecer. Por esa razón se la llama coloquialmente «la asesina silenciosa». De ahí que un diagnóstico precoz puede ayudarnos a tomar las medidas necesarias para evitar futuras complicaciones mucho más graves. Aun así, en algunas ocasiones se dan sintomatologías, sobre todo en los casos más descontrolados.

Con frecuencia, los pacientes se quejan de fuertes dolores de cabeza o cefaleas; en caso de que se den repentinamente, es recomendable comprobar los valores. Recuerda que el dolor es un aviso del cuerpo: algo está pasando.

A veces aparecen dificultades respiratorias e incluso dolor torácico. El sangrado nasal también es habitual, así como la confusión y los vértigos, la visión borrosa y las palpitaciones.

Sin embargo, en la mayoría de los casos no avisa. La hipertensión suele dar la cara durante una toma de presión en una visita al médico, ya sea la rutinaria o bien porque esté relacionada con otras cuestiones de salud.

Diagnóstico

El principal método de diagnóstico es la medición de la presión arterial mediante un aparato llamado «esfigmomanómetro» (palabra complicada de leer), más popularmente conocido como «tensiómetro».

En la primera línea para la detección de la hipertensión arterial encontramos los equipos de atención primaria, personal médico, de enfermería y farmacéuticos. Personalmente, me gusta tomar siempre la presión arterial en consulta, porque en ocasiones he detectado algún caso y hemos podido tomar las medidas oportunas a tiempo.

Es recomendable que si en cierto momento se ha detectado una presión elevada podamos hacer automediciones. Hoy en día podemos encontrar tensiómetros eléctricos sencillos a precios muy económicos; se pueden utilizar sin tener demasiados conocimientos y nos permiten monitorizar los valores.

Como curiosidad, me parece importante contarte sobre la existencia de un factor psicológico, llamado «el síndrome de la bata blanca», que en muchas personas provoca estrés durante la toma de presión en consulta, y ello resulta en unos valores más elevados de lo habitual. Así pues, es una buena decisión tomar la presión en casa.

La mejor forma de hacerlo es medirse la presión por la mañana y por la noche. Tomaremos tres medidas seguidas de las cuales calcularemos la media, con objeto de llevar un registro diario que podamos reportar al médico.

En casos más graves, cuando la presión está totalmente descontrolada, se puede recurrir a hacer una valoración mediante un Holter, que es un esfigmomanómetro que llevamos instalado durante 24 horas. Este aparato va registrando mediciones en intervalos de tiempo programables, de manera que el médico puede valorar posteriormente cómo han sido las fluctuaciones de presión arterial a lo largo del día.

Acerca de los tratamientos

La patología de la hipertensión arterial se puede tratar mediante un control adecuado; esto evitará que se desencadenen complicaciones más graves a nivel cardiovascular.

Con tal de obtener buenos resultados en el tratamiento, es recomendable establecer un abordaje multidisciplinar, es decir, tomar un conjunto de medidas de distinta índole (farmacología, nutrición, gestión del estrés…) que facilitará la reducción de la presión arterial. De esta forma, la implementación simultánea de pautas como la reducción de peso, la disminución del consumo de sodio y alcohol, el aumento de la actividad física y una dieta rica en frutas y verduras son la clave para controlar la presión en los primeros estadios de la enfermedad. Sin embargo, en caso de que estas medidas no fueran suficientes y no se alcanzaran los niveles de presión óptimos, se puede optar por la utilización de fármacos antihipertensivos.

Tratamiento farmacológico

Algunos de los **fármacos** más utilizados para controlar la presión arterial son:

- *Diuréticos*: seguro que has oído hablar de ellos, pues hace años se recomendaban en muchas dietas de adelgazamiento. No nos engañemos, no adelgazan. Los diuréticos aumentan la excreción del sodio y del agua, y esto produce una disminución de la presión arterial y, por supuesto, de peso. Pero ojo, este peso es de agua, no de masa grasa, que es lo que se persigue en una dieta de adelgazamiento; así pues, se trata de una falsa pérdida de peso. El uso de diuréticos supone un potencial riesgo para la salud si tu médico no te lo ha pautado.
- Una gran pérdida de sodio puede producir cambios importantes en la concentración de electrolitos, algo susceptible de devenir en una inflamación cerebral, un coma e incluso la muerte.
- *Betabloqueantes*: los betabloqueantes son fármacos que actúan sobre el corazón y el riñón. En el corazón hacen disminuir la hipertrofia ventricular y el

gasto cardíaco; al disminuir este último, se reduce la presión arterial. En el riñón, los betabloqueantes reducen la liberación de la renina, por lo que no se activará el sistema de renina-angiotensina-aldosterona. Al no activarse este sistema, no se produce la angiotensina, por lo que disminuye la retención de sodio y agua, así como el volumen sanguíneo. Como consecuencia, se producirá la bajada de la presión arterial.

- *Antagonistas del calcio*: estos fármacos impiden la entrada de calcio en las células del corazón y las arterias, por lo que disminuyen la contracción muscular. En los vasos se produce entonces una vasorrelajación que disminuye la presión arterial, y en el corazón puede tener un efecto cardiodepresor.
- *Inhibidores del sistema renina-angiotensina-aldosterona*: los hay de dos tipos...
  - *Inhibidores de la enzima convertidora de angiotensina (IECA)*: son fármacos que impiden el paso de la angiotensina I a la angiotensina II. La angiotensina II es un péptido que participa en el daño renal y vascular, así como en la respuesta inflamatoria; pero al estar inhibida, no podrá ejercer tales efectos.
  - *Antagonistas de los receptores de la angiotensina II*: estos fármacos se unen a los receptores de la angiotensina II e imposibilitan su acción, es decir, mediante su uso se impide el estrechamiento vascular y se mejora el bombeo de la sangre.

- *Bloqueantes alfa-adrenérgicos*: son fármacos que bloquean la unión de las catecolaminas a los receptores alfa 1. De esta forma se reduce la resistencia vascular periférica y, con eso, la presión arterial.

Tratamiento nutricional

Aparte del tratamiento farmacológico, deben tenerse en cuenta algunos consejos para la mejora de la presión arterial. Un estilo de vida saludable es clave, puesto que si reducimos los principales factores de riesgo modificables —como son el sedentarismo, el alcohol, el estrés o el tabaco— y comemos saludablemente, tenemos parte de la batalla ganada.

Reducir el consumo de sal

Quizá la recomendación para controlar la hipertensión que más te suena es la reducción del consumo de sal o lo que llamamos «dieta hiposódica».

En cuanto a las recomendaciones del consumo de sal, la Organización Mundial de la Salud determina unos límites de consumo diario:

- menos de 2 g de sodio al día
- o menos de 5 g de sal (cloruro sódico) al día

Un elevado consumo de sodio a través de la alimentación puede afectar a la función renal, que es la principal reguladora del sodio en la sangre. El exceso de sal se puede acumular en la sangre e incrementar el volumen de la misma, ya que la sal atrae más moléculas de agua y, como consecuencia, el corazón necesitará aumentar su trabajo para movilizar la sangre; el resultado es un aumento de la presión arterial.

Para hacernos una idea del panorama en torno al consumo de sal en la población española, según los datos de la Agencia Española de Seguridad Alimentaria y Nutrición (AESAN), se determinó que los españoles consumimos una media de 9,8 g de sal al día; vamos, que casi estamos duplicando las recomendaciones nutricionales.

Y esto, claro, nos hace pensar en la de veces que ponemos el salero en la mesa o en si cocinamos con más o menos sal.

Es interesante saber que la mayor parte de la sal ingerida no proviene de la que añadimos nosotros a los alimentos, sino de los alimentos procesados, de manera que la AESAN la cataloga en dos tipos:

- *Sal visible*: aquella que añadimos durante la cocción de los alimentos o el aderezo de ensaladas u otros alimentos; supone un 20 % del consumo total de sal diario.
- *Sal invisible*: supone el 80 % de la sal que consumimos y proviene de los alimentos:
  - Un 8 % se halla de forma natural.
  - Un 72 % corresponde a la sal añadida a los alimentos en su proceso de elaboración industrial.

Entre los alimentos que contienen grandes cantidades de sal podemos destacar los platos preparados, las salsas, los cereales, los productos cárnicos elaborados o los *snacks*.

Debemos tener presente que la sal es un potenciador del sabor capaz de realzar un plato a costes muy bajos, por lo que muchas veces se utiliza en la industria indiscriminadamente con objeto de mejorar las características organolépticas de los productos.

Como curiosidad, una pastilla de caldo concentrado de 10 g contiene unos 5 g de sal, es decir, la mitad del peso total. Una de estas pastillas ya cubre las recomendaciones diarias estipuladas por la O.M.S, por lo que si consumimos una, será muy fácil excedernos en el consumo de sal.

Por esta razón, es muy recomendable darle la vuelta a los alimentos antes de comprarlos y leer el etiquetado nutricional. En el caso de la sal puede ser un poco lioso, pues lo que se indica es la cantidad de sodio; sin embargo, con el simple truquito de multiplicar los gramos de sodio por 2,5 podremos obtener los gramos de sal.

$$\text{g de sal} = \text{g de sodio} \times 2{,}5$$

De todos modos, para ser más prácticos podemos resumir lo siguiente:

- Un alimento tiene *mucha sal* cuando su contenido es mayor a 1,25 g por cada 100 g de producto.
- Lleva *poca sal* cuando contiene 0,25 g por cada 100 g de producto.

Estos son algunos alimentos ricos en sal que debemos reducir en una alimentación hiposódica:

Embutidos
Algunos pueden contener elevados contenidos de sal. Así, el jamón, el fuet y el salchichón son los embutidos más salados. Entre los embutidos cocidos, los más ricos en sal son el pavo y el jamón cocido.

Quesos
Los quesos más curados y los cremosos más elaborados son los que más sal llevan. Por eso se recomienda un menor consumo u optar por versiones bajas en sodio.

Alimentos procesados
Decíamos que la sal es un potenciador de sabor y que esta suele ser un recurso muy utilizado en la fabricación de productos alimentarios. Reduce o, mejor, evita el consumo de platos precocinados, salsas, caldos comerciales y elaboraciones cárnicas.

Pan
Aunque en menor cantidad, ciertos tipos de pan pueden presentar un mayor contenido en sal. Procura evitar los industriales de molde, el pan blanco y las tostadas o biscotes.

Algunas ideas para reducir el consumo de sal

Especias y hierbas aromáticas
Es una alternativa saludable para aportar sabor a la comida sin necesidad de usar la sal. Además, hay una gran variedad de especias con aromas y sabores característicos, por lo que, según la especia utilizada, podemos dar un toque u otro al plato. Las especias y hierbas aromáticas nos ayudan a elaborar platos más exóticos y atractivos. Así, a través del comino y la hierbabuena podemos preparar platos que nos recuerdan a Marruecos, o viajar hasta la India al degustar la cúrcuma y la canela.

Cabe decir que las especias contienen una gran cantidad de calcio capaz de ayudar en la reducción de la presión arterial.

Alimentos frescos y de temporada
Eso te evitará la ingesta de alimentos procesados en exceso y la necesidad de estar mirando siempre el etiquetado. Un caldito casero siempre sabe mucho mejor.

Vinagre y zumo de limón, de lima y otras frutas
Otra opción para reducir la sal en la dieta es el uso de vinagre o zumos de frutas; añaden al plato un toque extra de frescor y potencian los sabores. Si además se trata de un cítrico, como el limón, también aportará vitaminas y antioxidantes.

Cuidado con los encurtidos y enlatados
Contienen cantidades elevadas de sal, por lo que si te apetece consumirlos de vez en cuando, un buen truco es lavar

con agua el alimento encurtido con tal de eliminar parte de la sal antes de ingerirlo. Recuerda que no se elimina toda y que su consumo debe ser reducido.

Seguir una alimentación cardiosaludable

Como hemos dicho, tener la presión arterial elevada aumenta el riesgo de sufrir alguna enfermedad cardiovascular; por eso está más que recomendado seguir una alimentación que proteja el sistema cardiovascular.

Para ello es necesario aumentar el consumo de verduras y frutas, así como reducir el de grasas saturadas y trans. Es mejor potenciar las grasas procedentes del aceite de oliva, de los pescados azules, el aguacate, los frutos secos y las semillas.

En cuanto a los carbohidratos, vuelvo a remarcar que debemos pasarnos a los integrales y, por supuesto, aumentar el consumo de legumbres.

En resumidas cuentas, la llamada «dieta mediterránea» es muy recomendable como patrón alimentario saludable, sin embargo, le sale una potente competidora en cuanto a dieta hiposódica: la dieta DASH.

La dieta DASH, cuyas siglas vienen de *Dietary Approaches to Stop Hypertension,* se desarrolló exclusivamente con la finalidad de combatir la hipertensión. Consiste en aumentar la ingesta de frutas, verduras, lácteos bajos en grasa, cereales de grano entero, nueces, legumbres y semillas. Y disminuir el consumo de carne roja, sodio, azúcares añadidos y grasa saturada.

Viendo estas características, es fácil observar que se asemeja mucho a la dieta mediterránea, pero la gran diferencia es que la dieta DASH también recomienda reducir la ingesta de sodio hasta aproximadamente un valor de 1.500 mg de sodio y que sugiere un número determinado de porciones de los alimentos recomendados.

Se ha visto que la dieta DASH es susceptible de disminuir la presión arterial; además, puede ayudar a reducir los niveles de colesterol LDL en sangre, promueve la pérdida de peso y mejora la diabetes tipo 2.

La dieta DASH incluye:

- *Hidratos de carbono*: verduras de hoja verde, cereales de grano entero (integrales), fruta de índice glucémico bajo y legumbres.
- *Grasas* (para aumentar las HDL y disminuir los LDL): aceite de oliva, aguacate, pescado azul (omega 3), frutos secos y semillas.
- *Proteínas*: se recomiendan las proteínas de origen vegetal (legumbres, soja, nueces y semillas) a expensas de las de origen animal. En caso de consumir proteínas de origen animal, hay preferencia por alimentos como el pescado, los huevos, los lácteos bajos en grasa y las carnes magras.

OTRAS OBSERVACIONES EN RELACIÓN CON LA DIETA

Se ha comprobado que, en un contexto de dieta saludable, la sustitución parcial de **hidratos de carbono** por proteínas o grasa monoinsaturada puede reducir la presión arterial y, con eso, el riesgo cardiovascular.

El aumento de la ingesta de **ácidos grasos omega 3** es capaz de favorecer un efecto vasodilatador gracias a la acción de las prostaglandinas. Por eso, las dietas ricas en omega 3 pueden mejorar la función endotelial e incluso reducir la presión arterial. Como los pescados azules son ricos en ácidos grasos omega 3, se recomienda consumir de 1 a 2 raciones semanales.

Un aporte adecuado de **proteínas** también parece tener un efecto positivo sobre la presión arterial, pues aumenta el flujo plasmático renal, la tasa de filtración glomerular y la excreción de sodio. Asimismo, el aminoácido arginina tiene un efecto vasodilatador que contribuye a la bajada de la presión arterial.

La ingesta de **fibra** puede ser útil para el control de la presión arterial. Por lo tanto, se recomienda aumentar el consumo de alimentos ricos en fibra, como son las frutas, las verduras, los cereales integrales y las legumbres.

En relación con la ingesta de **potasio**, cabe decir que el incremento de la presión arterial inducida por el sodio puede verse potenciado si hay una baja ingesta de potasio. Por lo tanto, se recomienda un consumo adecuado de este mineral a través de la alimentación o incluso mediante suplementos alimenticios. Para conseguir los valores recomendados, se aconseja comer más frutas, verduras, cereales de grano entero y lácteos bajos en grasa.

También se ha visto que el **calcio** podría tener un efecto beneficioso sobre el control de la presión arterial. Una ingesta moderada de sodio junto con una de calcio de más de 800 mg al día reduce de forma significativa el riesgo de sufrir hipertensión arterial. Cabe remarcar que aquellas personas que se someten a un buen control de la hipertensión toman más calcio que aquellas a quienes nadie se la controla.

Algunos estudios indican que los individuos con hipertensión tienen alterados los mecanismos de defensa antioxidante, por lo que un mayor consumo de alimentos ricos en **antioxidantes** actuará también como antihipertensivo. Algunos ejemplos de dichos alimentos son la familia de las coles y las frutas de colores muy intensos.

Además, debemos mantener un peso adecuado, por lo que una **ingesta calórica más reducida** que en una dieta habitual puede beneficiar la regulación de la presión.

Dieta de cinco días

Tras las recomendaciones y explicaciones generales a Miguel, ha llegado el momento de establecer una pauta que le ayude a realizar al menos 4 comidas diarias, con objeto de que no llegue con tanta hambre a la cena y acabe devorando cualquier cosa.

Además, el hecho de darle una pauta marcada a Miguel, le permitirá organizar bien la compra y posteriormente su comida, pues uno de los aspectos en los que más fallaba su alimentación era en la falta de organización, que le llevaba a consumir alimentos precocinados, y, como ya sabemos, tienen un alto contenido en sal.

	Lunes	Martes	Miércoles	Jueves	Viernes
Desayuno	Yogur con copos de avena + Pieza de fruta	Tortitas de plátano y avena	Tostadas integrales con tomate	Yogur con copos de avena + Pieza de fruta	Tostadas integrales con aguacate y AOVE
Almuerzo	Pieza de fruta	Frutos secos	Pieza de fruta	Frutos secos	Pieza de fruta
Comida	Arroz salteado con verduras	Salmón al horno con verduras	Quinoa salteada con verduras	Ensalada de tomate y pepino + Pollo al limón	Tallarines con gambas y calabacín
Cena	Hamburguesa de lentejas con chips de patata	Crema de verduras + Ensalada de brócoli	Dorada al horno con verduras	Wrap integral con salmón marinado	Berenjena rellena

Recetas

Pollo al limón	
Ingredientes: • 150 g de pollo • 1 limón • 10 ml de aceite de oliva • 100 ml de caldo de verduras • 1 hoja de laurel • pimienta	*Preparación:* 1. En primer lugar exprimimos el limón y lo reservamos. En un cazo ponemos el caldo de verduras y agregamos la mitad del zumo de limón, el laurel, sal y pimienta. Lo dejamos cocinar hasta que se vaya reduciendo la salsa. 2. A continuación salpimentamos las pechugas y las rociamos con el zumo de limón restante. Luego las untamos con un poco de aceite de oliva y las cocinamos a la plancha. 3. Por último añadimos la pechuga cocinada a la salsa y la dejamos cocinar unos 5 minutos más.
Se puede acompañar con verduras, crema o ensalada.	

Wrap integral con salmón ahumado	
Ingredientes: • 1 tortita de maíz • 75 g de salmón marinado • 50 g de queso fresco • 25 g de cebolla • 10 g de rúcula • especias de tu elección	*Preparación:* 1. En primer lugar pelamos la cebolla, la cortamos en juliana y la reservamos. 2. A continuación ponemos unas rodajas de queso fresco sobre la tortita y añadimos el salmón cortado, la rúcula y la cebolla cortada. 3. Para terminar, enrollamos la tortita con cuidado y ya la tenemos lista.
A mí me encanta acompañarla con salsa *tzatziki*, queda buenísima.	

Quinoa salteada con pollo

Ingredientes:
- 100 g de pollo
- 150 g de quinoa cocinada
- ½ cebolla
- ¼ de pimiento
- ½ calabacín
- 1 cucharada de aceite de oliva
- hierbabuena

Preparación:
1. En primer lugar, enjuagamos la quinoa en un colador para cocinarla en una olla con agua en ebullición. Después cortamos el pimiento, la cebolla y el calabacín.
2. A continuación doramos el pollo con un poco de aceite de oliva en una sartén junto con las verduras cortadas.
3. Finalmente añadimos el pollo y la hierbabuena cortada. ¡Y a disfrutar!

Ensalada de brócoli con vinagreta de yogur

Ingredientes:
- 200 g de brócoli
- 30 g de frutos secos
- 20 g de frutas deshidratadas
- 75 g de yogur
- 1 cucharada de mostaza de Dijon
- 1 limón
- hierbabuena
- pimienta

Preparación:
1. Para empezar cocinamos el brócoli al vapor o hervido de manera que quede al dente. Para eso hay que controlar los tiempos de cocción; estará listo en unos 3 o 5 minutos. Entonces lo dejamos enfriar y lo reservamos.
2. Para preparar la salsa colocamos el yogur en un bol y añadimos el zumo de medio limón, una cucharada de mostaza de Dijon y los frutos secos. Picamos la hierbabuena y la incorporamos a la mezcla anterior. Podemos salpimentar la salsa al gusto (cuidado con la sal, si no hace falta mejor no ponerla). Una vez incluidos todos los ingredientes, homogeneizamos la mezcla.
3. Finalmente echamos la salsa por encima del brócoli ¡y listo! Esta ensalada se puede tomar como primer plato, para acompañar una carne o pescado, o incluso servirla con un huevo, que también queda muy rico.

Desenlace del caso

El caso de Miguel fue todo un éxito; sin recurrir a la farmacología disminuyó la presión arterial y perdió unos kilos. Cuando mis pacientes consiguen sus objetivos no me puedo sentir más feliz.

Si hay algo de mi paciente que me haga sentir orgullosa es que no solo ha logrado vencer la hipertensión con su tenacidad, sino que también ha aprendido mucho.

Miguel sabe organizar mejor su tiempo. El hecho de estructurar las comidas, hacer las listas de la compra que le permiten seleccionar mejor los alimentos que va a consumir y disponer horarios cerrados para comer le ha llevado a sufrir menos estrés en el trabajo y a aprovechar el tiempo que le sobra para estar con su familia y hacer ejercicio físico.

¿Qué más puedo pedir? Por eso me gusta tanto mi profesión.

ENFERMEDAD INFLAMATORIA INTESTINAL

La enfermedad casi siempre es cruel con quien la sufre. Una de las patologías que más trato en consulta y que más quebraderos de cabeza me ha traído es la enfermedad inflamatoria intestinal. Por una parte, porque empatizo con el paciente y su malestar; por la otra, porque cuando acabé la carrera de nutrición poco sabía de qué manera tratarla y cómo adaptar una buena pauta dietética con objeto de mejorar la calidad de vida de mis pacientes.

Sin duda, fue un reto más que me llevó a devorar artículos, libros, y más y más información en torno a ella.

Me gustaría citar brevemente el primer caso que traté, pues ese abrió el corcho de la botella e hizo que mi consulta se especializara más en casos de problemas digestivos. Aunque no fue ni ilustrativo ni didáctico, tomó un cariz de comedia, porque, a medida que buscaba información, encontraba verdaderas incongruencias en cuanto a las pautas dietéticas que se debían seguir en la enfermedad inflamatoria intestinal. Un verdadero caos. Sin embargo, finalmente salió adelante y me capacitó para tender una mano a muchas otras personas que hoy en día acuden a la consulta en busca de ayuda.

Entrando en otra historia, el caso de Joaquín es verdaderamente digno de contar; fue uno de mis últimos pacientes, del que realmente me siento orgullosa. Joaquín era por entonces un hombre de 36 años, sano y con un trabajo bastante activo a nivel físico; dos años atrás, había visto cómo su vida daba un vuelco y enfermó de manera repentina. En un principio comenzó con molestias tales como ir demasiado al baño, pero poco a poco la cosa fue empeorando. Perdía mucho peso, la fuerza y la vitalidad. Tras un verdadero peregrinaje de visitas a varios médicos, fue diagnosticado con la enfermedad de Crohn; una vez comenzado el tratamiento, decidió investigar por su cuenta la relación entre los alimentos y esta enfermedad, pues poco le explicaban durante el proceso.

Es entonces cuando decidió venir a verme y contarme su situación: estaba de baja y probando un nuevo y prometedor tratamiento biológico; además, se mostraba muy animado a mejorar cierta sintomatología que todavía le molestaba y que, sobre todo, le impedía recuperar la fuerza y el peso perdidos.

Era tal la actitud con la que vino a la consulta, con tanta positividad y ganas de cambiar su situación, que me involucré a fondo para ayudarle a mejorar su calidad de vida.

Así pues, vamos allá con este apasionante capítulo.

¿Qué es la enfermedad inflamatoria intestinal?

Dentro de la enfermedad inflamatoria intestinal (EII) se engloban dos patologías:

- la colitis ulcerosa
- la enfermedad de Crohn

Ambas son causadas por procesos inflamatorios y las media el sistema inmunitario, aunque no se consideran enfermedades autoinmunes. Afectan principalmente al intestino y devienen enfermedades crónicas, por lo que un diagnóstico precoz y un tratamiento adecuado resultan vitales para su evolución.

A pesar de estudiar en este capítulo el caso de Joaquín, es decir, la enfermedad de Crohn, haremos un breve repaso de ambas patologías.

Según el estudio «La prevalencia de diez enfermedades inflamatorias inmunomediadas (IMID) en España», publicado en 2019, la incidencia de la enfermedad inflamatoria intestinal en España es de unas trescientas mil personas, y no hay diferencias entre la prevalencia de colitis ulcerosa (0,39 %) y la enfermedad de Crohn (0,39 %). Cabe destacar que estas cantidades son prácticamente el doble de las que se publicaron en artículos anteriores, y en la actualidad se está revisando si continúa el aumento en la incidencia de casos.

El proceso inflamatorio altera la capacidad del intestino para digerir y aprovechar los nutrientes, alternando los siguientes períodos:

- *brotes*: fases activas de la enfermedad
- *fases de la remisión*: períodos en que la enfermedad está inactiva y es asintomática

Aunque la colitis ulcerosa y la enfermedad de Crohn tengan sintomatologías muy similares, se diferencian entre sí por la zona del intestino a la que afectan.

Enfermedad de Crohn

Esta enfermedad toma el nombre del doctor Burril B. Crohn, que fue quien la descubrió en el año 1932. Se caracteriza por producir una inflamación crónica en cualquier parte del tubo digestivo, y puede alterar las mucosas desde la boca hasta el ano.

Suele afectar por igual a hombres y mujeres; acostumbra a aparecer entre los 15 y 30 años de edad y se produce un pico de mayor incidencia entre los 50 y 60 años.

Puede producir lesiones en forma de granulomas (masas de células del sistema inmunitario que se van agrupando cuando el sistema inmunitario intenta aislar células no reconocidas por el cuerpo), así como fisuras en las mucosas.

Colitis ulcerosa

La colitis ulcerosa también es crónica; sin embargo, afecta a la mucosa y submucosa del recto, por lo que la actividad de esta enfermedad está mucho más localizada que en la de Crohn.

Tal como sucede con la enfermedad de Crohn, afecta por igual a hombres y mujeres; suele aparecer entre los 15 y 30 años de edad, y puede existir otro pico a la edad de 50 años. Sin embargo, la colitis ulcerosa no causa granulomas ni fisuras. Principalmente se caracteriza por producir un proceso inflamatorio y ulcerativo en la pared interior del colon.

En definitiva, se trata de dos patologías que merman la calidad de vida del paciente y que pueden llegar a tener consecuencias más graves.

Causas y factores de riesgo

Hoy en día se desconocen las causas concretas de la enfermedad inflamatoria intestinal, pero se tiene la certeza de que algunas personas están genéticamente predispuestas a desarrollarla, por tener familiares que la padecen.

Debe tenerse en cuenta la importancia de los factores ambientales, ya que existe una mayor incidencia de esta enfermedad en países industrializados y en vías de desarrollo. Asimismo, se sospecha que el consumo de tabaco y determinados fármacos —como son los antiinflamatorios no esteroideos y los anticonceptivos— pueden ser causantes de su aparición.

La flora bacteriana también tiene mucho que ver en su irrupción, ya que las bacterias intestinales pueden llegar a producir una alteración del sistema inmunitario que acabe desencadenando una respuesta inflamatoria susceptible de prolongarse en el tiempo y de causar, finalmente, la enfermedad.

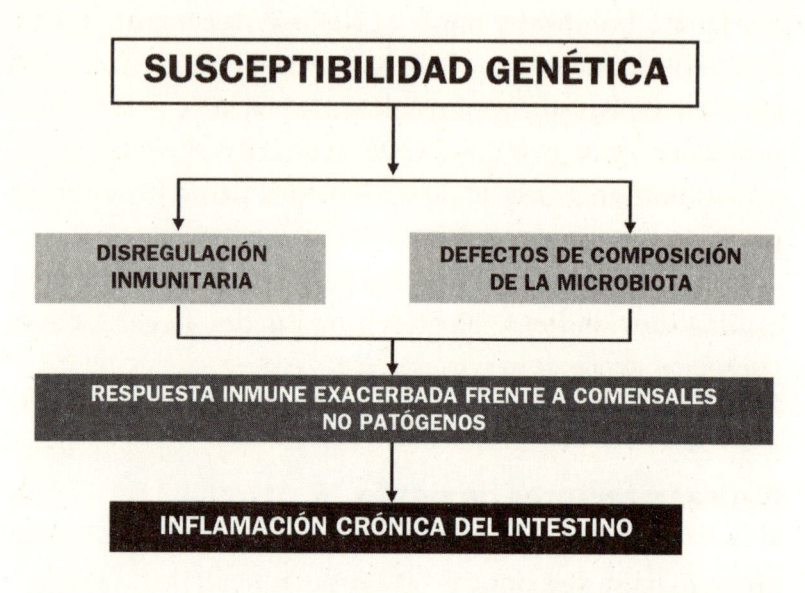

```
                    ┌─────────────────────────────┐
                    │   SUSCEPTIBILIDAD GENÉTICA  │
                    └─────────────────────────────┘
                         │                   │
                         ▼                   ▼
                ┌──────────────┐    ┌──────────────────────┐
                │ DISREGULACIÓN│    │ DEFECTOS DE COMPOSICIÓN│
                │  INMUNITARIA │    │   DE LA MICROBIOTA    │
                └──────────────┘    └──────────────────────┘
                         │                   │
                         ▼                   ▼
            ┌──────────────────────────────────────────────┐
            │ RESPUESTA INMUNE EXACERBADA FRENTE A COMENSALES│
            │              NO PATÓGENOS                     │
            └──────────────────────────────────────────────┘
                              │
                              ▼
                ┌──────────────────────────────────┐
                │ INFLAMACIÓN CRÓNICA DEL INTESTINO│
                └──────────────────────────────────┘
```

Fuente: https://www.elsevier.es/es-revista-gastroenterologia-hepatologia-14-articulo-microbiota-intestinal-enfermedades-inflamatorias-del-S0210570511000379

En concreto, en la enfermedad de Crohn hay menor cantidad de *Firmicutes* y *Bacteroidetes* a la vez que predominan las enterobacterias, mientras que en la colitis ulcerosa se detecta una reducción de *Clostridium spp.* y un aumento de *Escherichia coli*.

Además, parece que ambas enfermedades tienen una mayor incidencia en personas que presentan niveles bajos de vitamina D.

Síntomas

La sintomatología de la enfermedad inflamatoria intestinal dependerá, por una parte, de la gravedad y de la zona afectada del intestino; por la otra, de si estamos ante un brote —en el cual se desencadena más fuertemente la sintomatología— o en una etapa de remisión —en la cual está más silente.

Tanto la enfermedad de Crohn como la colitis ulcerosa presentan una sintomatología común; cabe destacar las siguientes:

El **dolor abdominal** es uno de los síntomas más frecuentes; este dolor varía de intensidad según la gravedad y localización de la inflamación. Por ejemplo, si hay una inflamación en el íleon, el dolor se puede localizar en la parte derecha abdominal, a la altura del apéndice; en cambio, si la afección se localiza en el colon, el dolor aparece en la parte baja del abdomen.

La **diarrea** (con o sin moco y sangre) puede deberse a la propia inflamación del intestino, así como a alteraciones de la motilidad intestinal, a la formación de fístulas (que son comunicaciones anómalas entre dos órganos), e incluso a una malabsorción.

También cabe la posibilidad de que aparezca incontinencia acompañada de una sensación de deposición incompleta (tenesmo) y en ocasiones puede aparecer moco y sangre en las heces. Esta aparición de sangre en las heces puede estar originada por úlceras y fisuras en el intestino.

El **estreñimiento** aparece cuando se produce una estenosis, que es un engrosamiento de las paredes del intestino que disminuyen el paso del bolo fecal.

La malabsorción de nutrientes por la inflamación del intestino puede provocar una anemia y causar **cansancio, fatiga** e irritabilidad en los pacientes que la sufren.

Cabe la posibilidad de que aparezca **fiebre** durante el brote (la fase activa de la enfermedad). Suele ser por la presencia de abscesos o bien por infecciones asociadas a la EII.

La malabsorción de nutrientes también suele conllevar una **pérdida de peso** que acostumbra a agravarse durante el proceso inflamatorio, ya que existe una mayor demanda de energía.

Además, el paciente siente un cierto temor a comer, por toda la sintomatología que esto conlleva.

Pueden aparecer **lesiones anales** en forma de fisuras, estenosis y abscesos en la zona del ano.

También cabe la posibilidad de padecer **dolor articular** e **hinchazón de ojos**.

En esta tabla se puede observar tanto la sintomatología común como aquella que es más característica de cada una de ambas enfermedades:

Síntoma	Colitis ulcerosa	Enfermedad de Crohn
Dolor abdominal	Poco frecuente	Frecuente
Diarrea	Común y muy frecuente	
Fiebre	En procesos inflamatorios e infecciones	
Anemia	Frecuente en brotes	
Pérdida de peso	En brotes	Cuando afecta al colon
Lesiones anales	Poco frecuentes	Úlceras y fístulas
Otras manifestaciones	Poco frecuente: en articulaciones, piel y ojos	Más frecuente: en ojos, articulaciones y piel

Diagnóstico

Como en cualquier patología, un diagnóstico temprano es importantísimo para tratar cuanto antes la enfermedad. Sin embargo, tanto la de Crohn como la colitis ulcerosa suelen tener un diagnóstico tardío y bastante complejo porque ambas presentan una sintomatología muy variada e inespecífica que, además, suele atribuirse a otras enfermedades; por ejemplo, al colon irritable.

Muchos pacientes son diagnosticados en un estado bastante avanzado de la enfermedad, puesto que este diagnóstico tardío permite, en numerosas ocasiones, que empeore la enfermedad.

Tras recoger los datos clínicos en el historial de paciente y escuchar de su boca toda la sintomatología que tiene, si el médico sospecha que se trata de una enfermedad inflamatoria intestinal, es importante realizar pruebas más específicas para confirmarlo.

Las pruebas más utilizadas para el diagnóstico de la enfermedad inflamatoria intestinal son:

- *Análisis clínicos*: ayudan a identificar la inflamación, infección, anemia y deshidratación. Estas pruebas incluyen:
  - *Análisis de sangre*: pueden determinar si hay inflamación (proteína C reactiva) e infección.
  - *Análisis de orina*
  - *Análisis de heces*: determinan infecciones y en especial la calprotectina, que es un marcador específico para diagnosticar la inflamación intestinal.

- *Pruebas de imagen*: mediante estas pruebas se obtienen imágenes de las zonas inflamadas, mostrando la extensión y gravedad de las posibles lesiones. Se puede realizar una imagen abdominal mediante:
  - *Radiografía*
  - *Ecografía*
  - *TAC*
  - *Resonancia magnética*
- *Pruebas endoscópicas con biopsia*: diagnostican de forma definitiva la enfermedad inflamatoria intestinal. Además, pueden ofrecernos información sobre la posible presencia de úlceras, inflamación, sangrado y estenosis. Al llevarlas a cabo, se extrae parte del tejido con el fin de analizarlo en el laboratorio de anatomía patológica. Las pruebas serán de distintos tipos, dependiendo de la zona examinada:
  - *Enteroscopia*: para la exploración del intestino delgado.
  - *Colonoscopia*: para la exploración del colon.
  - *Gastroscopia*: para la exploración del estómago.
  - *Cápsula endoscópica*: se ingiere un dispositivo con una cámara que tiene forma y tamaño de cápsula (más o menos como una vitamina), y permite tomar miles de fotografías a medida que avanza por todo el tubo digestivo.

Complicaciones

No cabe duda de que la enfermedad inflamatoria intestinal puede producir complicaciones importantes para la salud, además de reducir la calidad de vida del paciente. Estas complicaciones pueden aparecer tanto en el aparato digestivo como fuera del mismo.

La **estenosis** se da en la enfermedad de Crohn y es una de las complicaciones más comunes. En el área afectada se forman unas cicatrices que provocan el estrechamiento del intestino.

Puede haber **perforaciones** de las paredes del intestino (puesto que es un tejido muy fino), que lleguen a provocar una peritonitis, poniendo incluso en riesgo la vida del paciente.

Las **fístulas** aparecen en la enfermedad de Crohn; al menos 1 de cada 4 pacientes las sufren en algún momento. Son úlceras profundas que forman una especie de túneles hacia otras partes del intestino y pueden llegar a infectarse.

Los **abscesos** suelen darse en la enfermedad de Crohn. Son acumulaciones de pus que suelen vaciarse mediante cirugía.

Las **fisuras** son desgarros o grietas que aparecen en la piel alrededor del ano. Causan dolor y sangrado al ir al baño.

El **megacolon tóxico** se produce cuando el colon es incapaz de contraerse adecuadamente. Requiere tratamiento inmediato, puesto que, si no es capaz de eliminar las heces y los gases, puede dilatarse e incluso romperse, produciendo una grave infección que es potencialmente mortal.

En especial los pacientes con colitis ulcerosa corren más riesgo de padecer **cáncer** colorrectal.

Puede aparecer un sobrecrecimiento bacteriano del intestino delgado (**SIBO**) que aumente el proceso inflamatorio e impida la absorción adecuada de nutrientes.

También cabe la posibilidad de que surjan **otras complicaciones**: artritis, erupciones cutáneas, estrechamiento de las vías biliares, inflamación del iris.

Además, la malabsorción de nutrientes como consecuencia del daño producido en el intestino puede conllevar desnutrición por la falta de proteínas, vitaminas y grasas, una seria repercusión.

Acerca de los tratamientos

Los tratamientos para la enfermedad inflamatoria intestinal tienen como objetivo favorecer la remisión de las fases activas o brotes y reducir los posibles efectos adversos, intentando minimizar las lesiones del intestino y mejorar la vida de los pacientes a nivel psicológico y social, ya que hoy en día no existe cura para esta enfermedad.

Siempre es importante plantear todos los tratamientos desde el punto de vista multidisciplinar —contamos con los farmacológicos, la cirugía y el tratamiento nutricional— para intentar reducir la inflamación y así mejorar la sintomatología.

No existe un tratamiento común para las personas que sufren esta enfermedad, sino que más bien será personalizado y enfocado según su gravedad y extensión.

Tratamiento farmacológico

Con la ayuda de la farmacología es posible controlar la inflamación y prevenir recaídas. Se utilizan:

- *Corticosteroides*: actúan como antiinflamatorios e inmunosupresores, ayudando a reducir la sintomatología.
- *Aminosalicilatos (Ácido 5 aminosalicílico o 5-ASA)*: son fármacos muy utilizados en la enfermedad de Crohn, puesto que ayudan a reducir la inflamación en el intestino.
- *Inmunomoduladores*: son un grupo de fármacos que ejercen una acción selectiva sobre un proceso patogénico concreto. Dentro de este grupo se incluyen la azatioprina, el metotrexato y la ciclosporina. Este tipo de fármacos se utilizan con frecuencia porque reducen la actividad del sistema inmunitario y con ello se mantiene la remisión de la enfermedad.
- *Antibióticos*: se utilizan en la enfermedad de Crohn cuando hay infecciones.
- *Biológicos*: se pueden utilizar en personas con enfermedad inflamatoria intestinal activa que no hayan respondido bien al tratamiento convencional. Pueden ayudar a mejorar la sintomatología y, vista la experiencia con mis pacientes, me permito decir que mejoran su calidad de vida.

Cuando los síntomas son muy severos y el paciente no responde bien a los tratamientos farmacológicos y nutricionales se corre el riesgo de sufrir mayores complicaciones; en estos casos se recurre a la cirugía (**colectomía**).

Tratamiento nutricional

El tratamiento nutricional no solo se enfoca desde la premisa de seguir un estilo de vida saludable, sino que, en este tipo de patología, hay que hilar mucho más fino y valorar los posibles factores que pueden estar influyendo en la inflamación del intestino.

Además, debemos tener presente que en la EII la dieta tiene un triple objetivo: mejorar la calidad de vida del paciente, evitar complicaciones más graves y cubrir las necesidades nutricionales, puesto que muchas veces se padecen anemias, osteoporosis y pérdida de masa muscular que tienen su origen en las características de la patología.

En primer lugar hay que dejar claro que no existe una dieta generalizada para la EII, sino que se debe tratar a cada paciente de una manera individualizada, según sus hábitos y necesidades concretas del momento. Así pues, es importante tener en cuenta si el paciente está en la fase de brote o de remisión, ya que en cada una de ambas fases se le recomendarán unas pautas nutricionales distintas.

Hay que destacar que los casos más graves pueden requerir una nutrición enteral para llegar a cubrir las necesidades del paciente, así como la suplementación con hierro, calcio, ácido fólico y vitaminas.

Dieta durante un brote o fase activa

En general, debemos tener presente que durante un brote de la EII las necesidades energéticas se ven aumentadas (debido al mayor gasto energético que supone la enfermedad); si a esto le sumamos la malabsorción de nutrientes en el intestino, como precaución habrá que incrementar la energía que se ingiere, con objeto de reducir el riesgo de desnutrición que muchas veces sufre el paciente.

Además utilizaremos la dieta como estrategia para reducir la sintomatología y la inflamación. Puede sorprender que, en general, las indicaciones son muy distintas a las dietas más recomendadas, como es la mediterránea.

Por lo común, durante un brote de EII se recurre a una dieta baja en FODMAPs que ayude a evitar el dolor y la hinchazón abdominales, los gases, la diarrea y el estreñimiento. La dieta baja en FODMAPs debe su nombre a sus siglas en inglés, que significan «oligosacáridos, disacáridos, monosacáridos y polioles fermentables».

Es decir, se trata de una dieta baja en fibra. Debemos entender que no es un estilo de vida ni un tipo de alimentación como pueden serlo las dietas vegetariana o mediterránea. Es una dieta con un inicio y un final, y que consta de tres fases cuyas duraciones varían en cada paciente y en función de la gravedad del brote.

Etapa de restricción alimenticia

En esta fase se recomienda la supresión de la dieta de los alimentos altos en FODMAPs así como del gluten y la lactosa, con objeto de reducir la inflamación tanto como sea posible.

Esta tabla presenta un resumen de los alimentos permitidos y de los desaconsejados en una dieta baja en FODMAPs. Además, siempre tendremos en cuenta la sintomatología que nos relate el paciente (como por ejemplo, que le sienta mal el calabacín), por mucho que el alimento en concreto esté permitido en esta dieta.

	Altos en FODMAPs	Bajos en FODMAPs
Verduras	Ajo, cebolla, alcachofa, espárragos, coliflor, brócoli, guisantes, champiñones	Berenjena, judías verdes, pimiento verde, zanahoria, pepino, lechuga, patata, tomate, calabacín, espinacas, acelgas
Frutas	Manzanas, cerezas, frutos secos, mango, melocotones, peras, ciruelas, sandía	Melón, uvas, kiwi (verde), mandarinas, naranja, piña, fresas, arándanos, granada, lima
Lácteos y derivados	Leche de vaca, postres lácteos, leche evaporada, helado, leche de soja (hecha de soja entera), leche condensada azucarada, yogur	Leche de almendras, queso brie, camembert, queso feta, quesos duros, leche sin lactosa, leche de soja (elaborada con proteína de soja)
Fuentes proteicas	La mayoría de las legumbres, productos cárnicos procesados, pescados marinados o ahumados	Huevos, tofu, carne de ave, mariscos, tempe

Cereales	Panes a base de trigo, centeno, cebada, cereales azucarados y con gluten para el desayuno, galletas y *snacks*	Maíz, avena, quinoa, arroz, pan de espelta de masa madre, panes sin trigo, centeno, cebada
Azúcares, edulcorantes y confitería	Jarabe de maíz de alta fructosa, miel, confitería sin azúcar	Chocolate negro, sirope de arce, sirope de malta de arroz, azúcar de mesa
Semillas y frutos secos	Anacardos, pistachos	Nueces de macadamia, cacahuetes, semillas de calabaza, pepitas, nueces

En el caso de que, en un momento determinado, incluso una dieta baja en FODMAPs sea demasiado agresiva para el paciente, al principio es posible recurrir a una dieta blanda. Detallo a continuación los alimentos que se pueden incluir en la dieta en fase de brote aguda:

- patata y boniato cocido
- arroz hervido
- zanahoria cocida
- plátano maduro
- manzana o pera al horno
- carnes blancas (pollo, conejo, pavo...)
- pescado blanco (merluza, lenguado, bacalao...)
- caldo vegetal
- infusiones (sin cafeína; evitar aquellas que puedan ser irritantes)

Y luego vamos añadiendo alimentos como el huevo y los pescados azules, y poco a poco arrancamos con una dieta baja en FODMAPs.

Etapa de introducción alimenticia

Una vez que el paciente note una mejoría, comenzaremos a introducir alimentos, siempre en pequeñas cantidades y progresivamente, ya que una introducción demasiado rápida podría ser perjudicial.

Etapa de personalización alimenticia

En ella se establece una alimentación personalizada a las necesidades del paciente, añadiendo aquellos alimentos que le sienten mejor, así como las cantidades para favorecer su situación.

Otras recomendaciones a tener en cuenta durante un brote

- *No realizar ingestas muy copiosas*: es recomendable dividir las comidas en más tomas a lo largo del día, de manera que tanto la digestión como la absorción de nutrientes devengan más ligeras y sencillas.
- *Reducir el consumo de fibra insoluble y potenciar el consumo de fibra soluble en pequeñas tomas si se toleran*: como se puede comprobar, una dieta baja en FODMAPs reduce considerablemente el consumo de fibra insoluble, presente en las legumbres y los cereales completos. Sin embargo, siempre que se tolere bien, es aconsejable el consumo de fibra soluble,

ya que será fermentada por las bacterias colónicas produciendo ácidos grasos de cadena corta que son beneficiosos para nuestro organismo. Debo remarcar que siempre habrá que valorarlo de manera individual; puesto que las fibras solubles pueden causar gases y dolor abdominal en algunos pacientes durante la fase de brote, en estos casos también estarían restringidas.

- *Evitar el consumo de alimentos con altos contenidos de grasas*: las grasas pueden enlentecer la digestión, por lo que se recomienda reducirlas durante las fases de brote. En este aspecto, también hay que tener en cuenta los métodos de cocción de los alimentos, evitando los fritos y rebozados.
- *Evitar el consumo de alimentos picantes y muy especiados*: estos alimentos son susceptibles de irritar la mucosa intestinal y producir molestias. Así pues, no se recomiendan especias como el pimentón picante, la guindilla, la nuez moscada y la mostaza.
- *Asegurar una buena hidratación*: durante el brote, las diarreas y vómitos son tan frecuentes que pueden llegar a deshidratar al paciente hasta el punto de empeorar su situación. Por eso es necesario aumentar el consumo de agua o caldos, siempre procurando que se hagan pequeñas tomas.

Etapa de remisión

La fase de remisión de la EII se caracteriza por ser asintomática; por eso, el objetivo de la alimentación durante esta fase es el mantenimiento del buen estado del intestino el máximo tiempo posible.

De forma general, en la fase de remisión se aconseja seguir una alimentación equilibrada, variada y saludable con el fin de cubrir las necesidades nutricionales de la persona.

Algunas recomendaciones nutricionales a tener en cuenta para prevenir la sintomatología son:

- *Evitar el consumo de alimentos irritantes para el intestino*: dentro de este grupo de alimentos se incluyen los picantes, el café, el alcohol y alimentos ricos en grasas.
- *Reducir el consumo de alimentos flatulentos*: los alimentos susceptibles de producir gases en exceso pueden favorecer la aparición de dolor o molestias a nivel intestinal. Algunos de los alimentos que generan flatulencia son las coles, los cereales integrales, algunas legumbres y las bebidas con gas.
- *Disminuir el consumo de alimentos con altos contenidos de sorbitol*: este compuesto en dosis altas puede favorecer la aparición de diarreas.
- *Potenciar el consumo de carnes blancas y pescados blancos*: como son ricos en proteínas y bajos en grasas, no presentarán muchos problemas a nivel digestivo.

- *Aumentar el consumo de alimentos ricos en omega 3*: los ácidos grasos omega 3 tienen efectos antiinflamatorios. Se encuentran en las nueces y el pescado azul (tener cuidado por su elevada cantidad de grasa).
- *Incrementar el consumo de alimentos ricos en betacarotenos*: estos compuestos pueden actuar como protectores del tubo digestivo. Los betacarotenos se encuentran sobre todo en frutas y verduras, como la zanahoria, la calabaza, el mango, la papaya, el pimiento y el melocotón.
- *Potenciar el consumo de alimentos ricos en bacterias lácticas*: productos como el yogur, el kéfir y otros alimentos probióticos tienen efectos beneficiosos sobre las bacterias de la microbiota intestinal.
- *Tener en cuenta el consumo de aceite de oliva virgen extra*: es un alimento rico en antioxidantes y sustancias antiinflamatorias. Recuerda que debe tomarse en cantidades moderadas.
- *Comer en un ambiente agradable*: hacer que la comida devenga en una situación agradable, relajada y pausada, y masticar bien puede facilitar la asimilación de los nutrientes a nivel intestinal.
- *Tener en cuenta la tolerancia individual*: aunque algunos alimentos se toleren mejor y otros peor, debemos intentar seguir una dieta lo más variada y equilibrada posible dentro de las opciones que tenemos.
- *Evitar la obsesión por la comida*: la obsesión puede generar un mayor nerviosismo que afecte de forma negativa a la alimentación.

- *Establecer unos horarios de comidas*: sin dejar demasiado tiempo entre comida y comida, es mejor optar por distribuir las comidas diarias en 5 - 6 tomas.
- *Eliminar el consumo de bebidas alcohólicas y carbonatadas.*
- *No consumir alimentos muy calientes ni muy fríos.*

Dieta de cinco días

Una vez establecidas todas las recomendaciones generales, tanto durante un brote como para la fase de remisión, había llegado el momento de poner un ejemplo claro a Joaquín sobre cómo organizar su dieta durante un brote.

Dieta baja en FODMAPs

	Lunes	Martes	Miércoles	Jueves	Viernes
Desayuno	Yogur de coco con arándanos y plátanos	Pan sin gluten con tomate y aceite de oliva	Yogur de coco con copos de maíz y fresas	Tortitas de arroz con queso sin lactosa	Tortitas de avena sin gluten + granada
Almuerzo	Infusión + Tortitas de arroz	Infusión + Yogur de coco	Bebida de arroz + Pieza de fruta baja en FODMAPs	Infusión + Yogur de coco	Infusión + Pieza de fruta baja en FODMAPs
Comida	Patata asada + Lenguado al vapor con coles de Bruselas	Arroz blanco salteado con pollo y verduras bajas en FODMAPs	Ensalada de quinoa con verduras bajas en FODMAPs	Lubina al horno con berenjenas	Pasta sin gluten con verduras bajas en FODMAPs
Merienda	Yogur de coco	Boniato al horno	Tortitas de maíz	Pieza de fruta baja en FODMAPs	Patatas chips al horno
Cena	Crema de espinacas + Tarta tatín de calabacín	Dorada a la plancha con berenjena	Verduras hervidas bajas en FODMAPs + Berenjenas rellenas	Crema de calabacín + Tortilla de espinacas	Ensalada de tomate y pepino + Pizza con base de pollo

Recetas

Tarta tatín de calabacín	
Ingredientes: • 2 patatas medianas • 1 calabacín • 1 berenjena • 1 huevo • sal • tomillo • aceite de oliva	*Preparación:* 1. En primer lugar, hervimos las patatas con piel en abundante agua. Una vez frías, las pelamos y las machacamos hasta obtener una textura fina, sin grumos. A continuación añadimos el huevo y lo mezclamos bien, hasta que la masa esté homogénea. 2. Después extendemos la masa en un molde que esté engrasado o bien cubierto con papel de cocina y la horneamos a unos 180 ºC (con el horno previamente precalentado), durante 10 minutos. 3. Mientras tanto cortamos el calabacín y la berenjena en rodajas. Sacamos la masa del horno, esparcimos el calabacín y la berenjena por encima y le añadimos un poco de sal, aceite de oliva y tomillo. 4. Finalmente introducimos el recipiente de nuevo en el horno hasta que se hagan bien el calabacín y la berenjena.

Pizza con base de pollo	
Ingredientes: • 125 g de pechuga de pollo • 1 huevo • 50 g de mozzarella sin lactosa • 1 tomate • orégano • sal	*Preparación:* 1. En primer lugar, precalentamos el horno a unos 160 ºC. 2. A continuación trituramos el pollo con el huevo en una procesadora de alimentos, añadimos la sal y el orégano. Luego sobre un papel de horno extendemos la masa hasta que nos quede una capa finita y metemos la masa en el horno durante unos 10 minutos. Cuando esté lista la base, la sacamos del horno. 3. A continuación colocamos el tomate cortado en rodajas y la mozzarella sin lactosa sobre la masa. 4. Finalmente volvemos a hornear la pizza a 200 ºC hasta que se derrita la mozzarella, y ya la tenemos lista.

Berenjenas rellenas	
Ingredientes: • 1 berenjena • ½ ramita de apio • 50 g de espinacas • 50 g de carne picada sin grasa ni aditivos • 1 tomate • aceite de oliva • sal	*Preparación:* 1. En primer lugar, cortamos la berenjena por la mitad y le hacemos unos cortes (para que se cocine mejor), les ponemos un chorrito de aceite de oliva y la horneamos durante unos 15 minutos, dependiendo del tamaño de la berenjena. 2. Luego cortamos el apio en trocitos pequeños, así como las espinacas y el tomate. 3. Después ponemos un poco de aceite de oliva en una sartén para saltear el apio, le añadimos la carne picada, las espinacas y el tomate troceado, y lo cocinamos. 4. Una vez que esté cocinada la berenjena, le sacamos la carne y reservamos la piel. Añadimos la carne de berenjena a nuestro salteado y mezclamos bien para que se integren todos los ingredientes. 5. Ahora rellenamos la piel de la berenjena; podemos gratinarla con un poco de mozzarella sin lactosa.

Desenlace del caso

Es una alegría contar que hoy en día Joaquín se encuentra estable y en fase de remisión, pero la verdad es que no siempre fue así durante el seguimiento de su caso.

Tras varios períodos de fase activa en los que no faltaron las hospitalizaciones, el simple hecho de controlar la anemia y su peso corporal (en especial, la pérdida de masa muscular) se convirtió en uno de nuestros principales caballos de batalla, puesto que la aceleración del metabolismo durante los brotes le impedía la mejoría.

Evidentemente, la medicación fue importantísima para su recuperación; se logró encontrar la más adecuada después de varios intentos fallidos que nos costaron más de un susto.

Hoy en día, Joaquín no presenta prácticamente sintomatología, ha recuperado masa muscular y vitalidad. Sin embargo, no bajamos la guardia (ni él, ni los profesionales de la salud que le acompañamos); sabemos que debemos estar atentos a cualquier recaída para actuar rápidamente ante la aparición del más mínimo de los indicios.

ESTREÑIMIENTO

Hay un tema que se repite una y otra vez durante una consulta de nutrición; unas personas lo cuentan sin necesidad de que les preguntes, pero puedo asegurar que otras se ruborizan o les da risa cuando abordas esta cuestión. Y es que el tema de ir al excusado, al baño o hacer caca tiene su aquel cuando lo sacamos a relucir en consulta.

Quien más, quien menos, ha tenido en alguna ocasión problemas para ir al baño; este era el caso de Ana, una mujer de 37 años que decidió acudir a mi consulta para que la ayudara con un problema que la acompañaba desde hacía mucho tiempo y que ya estaba comenzando a repercutir en su estilo de vida y en su salud.

Si bien nunca había prestado especial atención a su salud, más que nada porque siempre se había encontrado bien, Ana se había acostumbrado a consumir a diario laxantes para poder ir al baño; así pues, decidió que ya era momento de cambiar algunos hábitos para dejar de depender de la medicación y, por supuesto, mejorar su salud a largo plazo.

Ana nunca había tenido ningún problema de salud; ni colesterol, ni anemia, ni sobrepeso, por eso nunca se había planteado cambiar sus hábitos alimenticios. Con un trabajo sedentario que le hacía estar sentada frente a un ordenador ocho horas diarias y con una hija de 4 años, prácticamente no le quedaba tiempo para sí. La práctica de ejercicio físico la abandonó cuando nació su hija, y ahora ya no encontraba la manera de volver a retomarla.

Desde luego, Ana suponía un caso de éxito asegurado, primero porque quería mejorar un aspecto de su salud (de verdad que ir bien al baño no es ninguna tontería) y segundo porque quería mejorar su estilo de vida para dar buen ejemplo a su hija Carmen.

He de decir que tener pacientes predispuestos y con la intención de cambiar el estilo de vida para mejor es parte del éxito de una consulta de nutrición. Y creo que esta predisposición tiene mucho que ver con el creciente interés que genera la nutrición en las redes sociales. Sé que es un arma de doble filo, pues muchas veces resulta difícil diferenciar entre los charlatanes, los falsos gurús y la gente de ciencia. Sin embargo, la realidad es que estamos en una época de florecimiento de una rama de la ciencia que durante muchos años se había menospreciado e infravalorado, pero que poco a poco va tomando la posición en la que debe estar, no solo como una excelente estrategia de prevención, sino también como una terapia más para distintas enfermedades.

Sin más, vamos al lío con este tema del que tanto nos cuesta o nos divierte hablar; estoy segura de que a más de una persona le va a ser de utilidad en algún momento de su vida.

¿Qué es el estreñimiento?

En primer lugar, hay que concretar que el estreñimiento no es una enfermedad sino más bien una sintomatología.

Para hacernos una idea de su incidencia, cabe destacar que en la población española tiene una prevalencia de un 12-20 %, y que su frecuencia de afectación en mujeres es el doble que en hombres, y en ancianos, el triple. Además, es curioso saber que afecta más a las personas que habitan en la ciudad que a aquellas que viven en el campo. Vistas estas cifras, cabe apuntar que es una de las principales causas de consulta en la atención primaria y que ocasiona un importante gasto farmacológico y asistencial.

El estreñimiento es un trastorno del hábito intestinal definido subjetivamente como la disminución en el número de veces que se va al baño (no a lavarse los dientes, entiéndase como hacer caca, defecar o hacer popo), o si para ello se necesita hacer demasiado esfuerzo o existe una dificultad excesiva.

Para tomar en consideración que un paciente padece estreñimiento, debe cumplir dos o más de los siguientes síntomas en más del 25 % de las veces que va al baño:

- Ir al baño menos de tres veces a la semana.
- Hacer un esfuerzo excesivo.
- Tener más ganas de ir al baño después de haber ido.
- Producir heces muy duras o bolas pequeñas.
- Sentir obstrucción o bloqueo.
- Necesitar ayuda para ir al baño, ya sea en forma de fármacos, lavativas o supositorios.

Es importante entender que tras un reciente cambio en la dieta, tras el consumo de determinados fármacos, durante el período de gestación, en etapas de cambios hormonales o incluso en momentos de inmovilidad (como al estar enfermo en cama) es común que exista una forma de estreñimiento transitorio.

De hecho, también podemos hablar de un tipo de estreñimiento por evitación (y que puede devenir en un estreñimiento crónico). Muchas son las personas que nunca van al baño fuera de casa o que cuando van de viaje presentan estreñimiento agudo.

Por eso debemos diferenciar entre este tipo de estreñimiento transitorio o agudo y el estreñimiento crónico, el cual se caracteriza porque tiene una duración mínima de unos tres meses.

Así pues, podemos quejarnos muchas veces de que padecemos estreñimiento sin ser así, o podemos estar sufriéndolo y no ser conscientes de ello.

Causas

El estreñimiento puede tener causas muy diversas, pero a grandes rasgos lo podemos clasificar en:

- *Primario*: se debe a un trastorno en el funcionamiento del intestino. Esta es la causa más frecuente de estreñimiento.
- *Secundario*: es una manifestación de otra enfermedad.
- *Estreñimiento durante el embarazo.*

Estreñimiento primario

Se da por una alteración en el proceso de defecación normal, y se produce de la siguiente manera:

El contenido llega al colon desde el intestino delgado. Este contenido, o bolo fecal, debe tener una consistencia adecuada y llegar en un tiempo determinado. Para ello es necesario procurar una correcta alimentación e hidratación, así como que los movimientos del colon (peristaltismo y movimientos segmentarios) sean normales.

Cuando el bolo fecal llega al recto, este se distiende y entonces aparecen la sensación o las ganas de ir al baño. En el caso de no acudir en ese momento porque no se puede o porque se evita, se provoca una contracción anal que evita transitoriamente las ganas de defecar.

En el momento de ir al baño se contraen los músculos de la pared del abdomen, que relajan el canal anal y los esfínteres del ano, para facilitar la expulsión de las heces.

Cuando existe una alteración en cualquiera de estos mecanismos puede aparecer un tipo de estreñimiento que llamaremos «estreñimiento funcional crónico» y se debe a una o más de las siguientes alteraciones:

- Una mala alimentación, en especial cuando esta es pobre en fibra.
- Alteraciones en la abertura del ano en el momento de defecar. Cuando de forma involuntaria se abre o cierra parcialmente el ano, las lesiones dificultan así la expulsión de las heces.

- Los músculos de la pared abdominal no hacen la suficiente presión como para expulsar las heces. Esta alteración es la causa de que padezcan más estreñimiento las personas ancianas, las mujeres embarazadas y algunos pacientes con problemas neurológicos o que estén demasiado debilitados.
- Alguna alteración en la motilidad del colon impide que el bolo fecal avance de forma adecuada.
- La ausencia de deseo de ir al baño. Se produce cuando algún problema neurológico altera las señales que nos indican que debemos ir al baño.

Estreñimiento secundario

El estreñimiento puede ser secundario en pacientes con otras enfermedades o que tenga su origen en el efecto secundario de los fármacos que consumen.

- *Afecciones que pueden causar estreñimiento*
    - *Enfermedades neurológicas*: ictus, esclerosis múltiple, párkinson, demencias, síndrome depresivo, tumores cerebrales
    - *Enfermedades metabólicas y endocrinas*: hipotiroidismo, diabetes, insuficiencia renal crónica, hipomagnesemia y uremia
    - *Cáncer de colon y de recto*
    - *Pequeñas fisuras*: causan dolor durante la defecación o la presencia de hemorroides
    - *Alteraciones en la vascularización*: colitis isquémica

- *Estenosis de las anastomosis*: tras una cirugía digestiva
- *Adherencias*
- *Prolapso rectal*
- **Algunos fármacos que pueden causar estreñimiento**: la lista es amplia y merece la pena conocer algunos de ellos mediante ejemplos:
  - *Analgésicos no esteroideos*: ibuprofeno
  - *Opiáceos*: morfina, metadona, codeína y tramadol
  - *Antidepresivos*: doxepina, amitriptilina y nortriptilina
  - *Antiepilépticos*: ácido valproico y carbamazepina
  - *Medicamentos antiparkinsonianos*: bromocriptina y biperideno
  - *Antiespasmódicos*: dicicloverina y butilescopolamina
  - *Diuréticos*: furosemida
  - *Antihistamínicos*: difenhidramina y clorfeniramina
  - *Inhibidores de la monoamino oxidasa*
  - *Antipsicóticos*: haloperidol, clorpromazina, levomepromazina y olanzapina
  - *Bloqueadores de los canales de calcio*: amlodipino y verapamilo
  - *Simpaticomiméticos*: efedrina y terbutalina
  - *Suplementos en hierro y calcio*

Estreñimiento en el embarazo

Durante el embarazo se dan muchos cambios, tanto a nivel hormonal como en el estilo de vida. El consumo de suplementos vitamínicos ricos en hierro y alcalinos, el cambio en la dieta, el sedentarismo o incluso la presión del útero durante los últimos meses de embarazo, pueden causar estreñimiento en la mujer. Si este es el caso, se recomienda en primer lugar un cambio de alimentación; si no hubiera mejora se recurriría al uso de laxantes, siempre bajo prescripción y supervisión médica.

Consecuencias

En general, el estreñimiento crónico se presenta como una situación molesta que puede alterar nuestra vida cotidiana; sin embargo, a la larga también puede favorecer la aparición de determinadas complicaciones, como son las temidas hemorroides o fisuras anales que surgen cuando ir al baño requiere mucho esfuerzo. Al padecerlas, es habitual que las heces vayan acompañadas de sangre de un rojo intenso.

También se puede experimentar distensión y, en ocasiones, dolor abdominal. Asimismo, puede causar diverticulosis, que es la aparición de divertículos en el colon; son unas pequeñas bolsas abultadas que crecen en el colon y que en muy raras ocasiones pueden llegar a causar problemas como la diverticulitis, es decir, una infección de los divertículos; esta se puede tratar con una buena alimentación, reposo o, en el peor de los casos, optar por la cirugía.

Sin duda, el mayor miedo de los que sufren estreñimiento son las posibles consecuencias para la salud. En este aspecto, y a pesar de todas las molestias que acarrea el estreñimiento, como los divertículos o las hemorroides, no se ha establecido su relación con una mayor incidencia de cáncer de colon, la cual acostumbra a ser una de las consecuencias más temidas.

Diagnóstico

El diagnóstico del estreñimiento se realiza con base en la sintomatología que explica el paciente en la consulta: la cantidad de veces que va al baño, la consistencia de las heces, el dolor abdominal e incluso la sangre en las heces.

Durante el diagnóstico, es importante valorar los hábitos con tal de conocer la causa del estreñimiento y ofrecer al paciente un tratamiento adecuado; hay que tener en cuenta si hay un consumo de medicamentos cuyo efecto secundario cause estreñimiento, las características de su dieta, la falta de práctica de ejercicio físico y el estrés. Para ello no se necesitan pruebas diagnósticas, salvo en situaciones en las que los efectos colaterales del estreñimiento puedan ser más graves; me refiero, sobre todo, a personas mayores de 50 años que presenten una pérdida de peso importante, sangre en las heces, casos de cáncer de colon en el historial médico familiar, y que, además, su situación no mejore con el cambio a una dieta alta en fibra ni con el uso de laxantes.

En estos casos se pueden realizar pruebas diagnósticas que ayuden a averiguar las causas del estreñimiento:

La **colonoscopia** nos permite descartar distintas lesiones del colon, estenosis o divertículos, así como el cáncer.

Por su parte, el **enema opaco** se emplea mediante contraste con el fin de obtener imágenes del intestino grueso. Para ello se administra un enema de bario por vía rectal que mediante rayos X nos permite visualizar lesiones y estrechamientos que puedan estar causando el estreñimiento.

Mediante el **tiempo de tránsito en el colon** se puede conocer la velocidad con la que avanzan las heces y saber si es demasiado lenta.

La manometría **ano-rectal** es una técnica que utiliza una sonda que se introduce en el recto y en un extremo tiene una bola que se infla con una cámara. Sirve para poder observar cómo funcionan los esfínteres y la maniobra de defecación, y con ello comprobar si el paciente tiene la sensación adecuada en el momento en que su cuerpo le indica ir al baño.

Acerca de los tratamientos

Para evitar el estreñimiento, la mejor solución es, sin duda, cambiar nuestro estilo de vida, en especial la alimentación; de ella te hablaré detalladamente en este capítulo. Sin embargo, a menudo se recurre a los laxantes para evitar y aliviar el estreñimiento y, de hecho, en muchas ocasiones son utilizados en exceso y sin ningún tipo de prescripción médica.

Tratamiento farmacológico

Como te contaba, el uso de laxantes es más que habitual; en muchas ocasiones se puede convertir en una mala costumbre que pone un parche para no enfrentarse a lo que realmente debemos hacer en el caso del estreñimiento, que es cambiar de hábitos.

Existen distintos tipos de laxantes según su mecanismo de acción:

- *Laxantes formadores de volumen*: son compuestos que generalmente contienen una fibra como el plantago y se hinchan por absorción de agua; la gran cantidad de agua que retienen da volumen a las heces y disminuye también su consistencia, de manera que aumenta el peristaltismo.
- *Laxantes estimulantes o de contacto*: su acción laxante se debe al estímulo que provocan por contacto directo sobre las paredes del intestino. Hay que utilizarlos puntualmente, pues pueden dañar las paredes del colon, y si se consumen en demasía pueden causar habituación.
- *Laxantes osmóticos*: estos actúan por su capacidad de atraer agua en el colon de manera que se reblandecen las heces y se facilita su expulsión. Como ejemplo de principio activo en este tipo de laxantes se puede destacar la lacturosa.
- *Laxantes lubricantes*: estos laxantes contienen aceites no absorbibles que actúan como humectantes y facilitan la expulsión de las heces; de esta manera evi-

tan que se deba realizar un esfuerzo a la hora de ir al baño. Son bastante seguros, ya que no se absorben.
- *Supositorios de glicerina*: la glicerina actúa como un lubricante e irritante que aumenta la motilidad intestinal. Al mismo tiempo, el supositorio —que es un cuerpo extraño— ejerce un estímulo en las terminaciones nerviosas y estas provocan la expulsión de las heces.
- *Enemas*: su modo de actuación consiste en aumentar el volumen de líquido en el recto y en hidratar las heces, de manera que se favorece la defecación. Los enemas se utilizan mucho para hacer limpiezas de los intestinos antes de realizar pruebas diagnósticas.

Tratamiento nutricional

Para evitar y tratar el estreñimiento, el tratamiento más indicado siempre es mejorar los hábitos alimenticios. A través de una dieta variada y rica en fibra podemos solventar este molesto problema y evitar posibles complicaciones. Para eso necesitamos aumentar sobre todo el consumo de fibra insoluble de la que hablaba en el capítulo sobre el colesterol.

La fibra ayuda a mejorar la consistencia de las heces y aumenta el tamaño del bolo fecal, pues, al estar formada por componentes vegetales que no son digeribles en el intestino delgado, es la principal responsable del residuo fecal.

Por un lado, la fibra insoluble aumenta el bolo fecal sin disolverse y disminuye el tiempo de tránsito intestinal;

por otro lado, la fibra soluble se disuelve, retrasa el vaciado gástrico, es fermentada por la microbiota y tiene una acción prebiótica.

La mayoría de los alimentos vegetales contiene ambos tipos de fibras en distintas proporciones: las frutas y verduras incluyen mayor cantidad de fibra soluble; mientras que los cereales integrales y las legumbres son más ricas en fibra insoluble.

Por eso, un consumo variado y regular de frutas, verduras, hortalizas, legumbres y cereales integrales nos procurará la fibra necesaria para evitar problemas de estreñimiento. Concretamente, se recomiendan unos 25 g diarios de fibra para gozar de una buena salud, pudiendo ser mayores las necesidades en algunos casos, por ejemplo, en las mujeres gestantes.

En España, a pesar de que nuestro patrón alimentario se basa en la dieta mediterránea, el consumo medio de fibra es de 12,5 g al día, por lo que nos quedamos a mitad de las recomendaciones. Así pues, debemos aumentar su consumo en vistas a mejorar nuestra salud intestinal y, cómo no, la salud en general.

Por supuesto es esencial aumentar el consumo de **frutas y verduras**. En este caso, es importante hacer un paréntesis y recordar que los zumos y licuados, a pesar de ser naturales, no pueden ser sustitutivos de las frutas enteras, ya que están desprovistos de la fibra y es un error pensar que, a efectos de salud, un zumo de 3 piezas de fruta equivale a 3 raciones de fruta.

También puede ser de gran ayuda sustituir los granos refinados por los **granos enteros**. Habría que comer pasta y arroz integral, pan integral o de centeno, pues es un acierto para la salud en general, y en el caso concreto del estreñimiento nos aporta una mayor cantidad de fibra insoluble que será clave para mejorar el tránsito intestinal.

Los **frutos secos** son reconocidos como una excelente fuente de omega 3, pero su contenido en fibra tampoco es desdeñable. Se pueden añadir tanto en las comidas principales como en guisos o ensaladas, o bien en forma de *snack* para picar entre horas. El contenido en fibra de los frutos secos tiene un beneficio adicional, y es que nos aportará más saciedad. Todo son beneficios. Sin embargo, es importante aclarar que deben ingerirse en crudo o tostados, y evitar aquellos que estén fritos y tengan un alto contenido en sal; la ración adecuada es de unos 30 g al día.

Comer unas 3 o 4 raciones de **legumbres** por semana es una de las formas más efectivas de aumentar el consumo de fibra, especialmente la insoluble. Además nos ayudará, en favor de nuestra salud, a reducir la ingesta de proteínas de origen animal.

Alimentos con un contenido en fibra mayor de 2 g por cada 100 g de alimento

Legumbres	Coles de Bruselas
Cereales Integrales	Membrillo
Alcachofa	Zanahoria
Frutos secos	Aguacate
Remolacha	Higos
Apio	Brócoli
Coliflor	Patatas
Aceitunas	Frutas desecadas
Plátano	Kiwi
Naranja	Manzana

F. Botella Romero, J. J. Alfaro Martínez, A. Hernández López, A. Lomas Meneses y R. Quílez Toboso, «Estrategias nutricionales ante el estreñimiento y la deshidratación en las personas mayores», Sección de Endocrinología y Nutrición. Complejo Hospitalario Universitario de Albacete.

El consumo de probióticos y sus beneficios para tratar el estreñimiento

Los probióticos son microorganismos vivos que ayudan a mantener la salud de la microbiota o flora intestinal, por eso su consumo puede ser una estrategia estupenda para combatir el estreñimiento.

Según diversos estudios, existen distintas cepas probióticas que pueden utilizarse como suplementos o adicionadas a otros alimentos —concretamente, a los lácteos fermentados— y que mejoran significativamente el tránsito intestinal y la frecuencia en acudir al baño; entre estas cepas están los *Lactobacillus casei*, *Bifidobacterium lactis* y *E. Coli Nissle*.

Gracias a la producción de ácidos grasos de cadena corta de los probióticos, aumenta el pH del colon y se estimula el tránsito intestinal. Por este motivo, el consumo de yogures, al contrario de lo que piensan muchas personas (que produce estreñimiento), puede ayudarnos a ir mejor al baño.

Cabe recordar la existencia de los prebióticos, que también nos ayudan a mantener sana nuestra microbiota. Los prebióticos se podrían definir como la gasolina o alimento que utilizan los microorganismos de nuestro intestino.

Algunos alimentos prebióticos que podemos añadir fácilmente a nuestra alimentación son: cebolla, ajo, puerro, legumbres, alcachofas, espárragos, patata y arroz. Con el fin de que formen un almidón resistente muy beneficioso para la salud de la microbiota, hay que cocinarlos y enfriarlos durante 24 horas en la nevera.

El consumo de agua y otros líquidos

No solo la fibra es importante para evitar el estreñimiento, sino que el consumo de agua acompañándola es importante para que las heces estén bien hidratadas y avance mejor el bolo fecal.

En principio ningún estudio demuestra que un mayor consumo de agua u otros líquidos, de manera aislada, esté asociado a una mejoría del estreñimiento; sin embargo, sí que mejoraría la diuresis (es decir, se orinaría más).

Aun así, si estamos aumentando el consumo de fibra es recomendable aumentar también el consumo de agua a 2 litros diarios.

En individuos sanos, la ingesta de agua produce un incremento de la diuresis, pero no de la frecuencia de las deposiciones. No hay estudios que evalúen el beneficio que tiene en pacientes con estreñimiento el incremento de la ingesta de líquidos de forma aislada. En cambio, un ensayo clínico demuestra que la eficacia del salvado de trigo en el tratamiento del estreñimiento crónico es significativamente mayor si se asocia a un suplemento diario de 2 litros de agua. Por ello, se considera que la ingesta de agua puede ser recomendada si se asocia a un aumento del consumo de fibra en la dieta.

Se puede calcular esta cantidad como una media de unos 8 vasos de agua diarios; aunque parezca mentira, es una de las recomendaciones nutricionales que más se nos olvida. De hecho, hay personas que cuando se paran a pensar en la cantidad de agua que han consumido —como era el caso de Ana—, se sorprenden de haberse olvidado completamente de beber.

Así pues, yo siempre recomiendo registrar la cantidad de agua que bebemos a diario —al menos al principio del tratamiento—, con tal de llevar un seguimiento y ser conscientes de cuánta ingerimos. Para ello nos podemos ayudar de distintas aplicaciones en el móvil, son muy fáciles de utilizar e incluso avisan si no se registra la ingesta en un tiempo determinado; incluso podemos preparar un registro más casero como este, en el que se van tachando los vasitos a medida que se consumen.

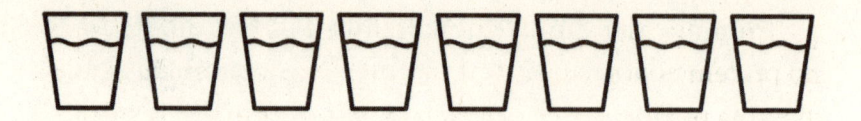

Parece que no, pero el simple hecho de ir tachando vasitos nos anima y motiva para completar una misión que a veces parece imposible.

Otras medidas

Tomarse el tiempo necesario y establecer unos horarios para ir al baño y tomarse un tiempo para ello es una medida necesaria en casos de estreñimiento y como pauta general. La hora más apropiada suele ser por la mañana, tras el desayuno, ya que el intestino se pone en marcha tras un período de ayuno.

También es importante no evitar el momento de ir al baño, ya que ello inhibe el reflejo de defecación.

Además, hay que destacar que el movimiento es fundamental para evitar el estreñimiento, por lo que, una vez más, se recomienda la práctica de ejercicio físico tanto de cara a la prevención como para su tratamiento.

Dieta de cinco días

Tras explicarle bien todas las recomendaciones a Ana, llegó el momento de poner un ejemplo claro de cómo debía ser su dieta a partir de entonces.

En un principio, siempre debe tenerse en cuenta que no podemos pasar de 0 a 100, es decir, no es recomendable que una persona que consume muy poca fibra pase a consumir grandes cantidades de golpe. Lo mejor es hacer una introducción paulatina, de manera que la microbiota se vaya acostumbrando, hasta que la dieta adquiera las características que veremos a continuación.

	Lunes	Martes	Miércoles	Jueves	Viernes
Desayuno	Tostadas integrales con tomate + Kiwi	Yogur con copos de avena y arándanos	Tostadas integrales con jamón serrano + Naranja	Yogur con copos de avena y fresas	Tostadas integrales con aguacate + Fresas
Media mañana	Yogur con semillas variadas	Frutos secos	Galletas de avena y plátano	Frutos secos	Yogur con avellanas
Comida	Tallarines integrales con gambas	Lentejas estofadas con calabaza	Ensalada de quinoa y manzana	Ensalada de garbanzos	Arroz con pollo al curry
Merienda	Manzana	Plátano	Peras	Mandarinas	Manzana
Cena	Lomo al horno con verduras	Verduras salteadas con huevo a la plancha	Salmón a la plancha con brócoli	*Wrap* de verduras y mozzarella	Dorada al horno con verduras

Para el postre, elegir preferiblemente una pieza de fruta y, de vez en cuando, un yogur natural o kéfir.

Recetas

Ensalada de garbanzos	
Ingredientes: • garbanzos • aguacate • brócoli • perejil • huevo • espinacas • tomate • limón • aceite de oliva • sal	*Preparación:* 1. Para hacer la ensalada, lo primero es preparar los garbanzos. Podemos optar por cocinarlos nosotros mismos o podemos utilizar garbanzos ya cocidos. 2. A continuación hervimos el huevo. Según la textura que queramos obtener, lo dejamos cocer un tiempo u otro. En caso de que nos guste una yema cremosa, lo hervimos durante unos 4 minutos, y si queremos que esté totalmente hecha, alargaremos el tiempo de cocción hasta los 6 u 8 minutos. 3. Después cortamos el brócoli en arbolitos; lo podemos cocinar de diferentes formas. Lo podemos hervir, saltear o cocer un par de minutos al vapor. Como sugerencia, te recomiendo probarlo alguna vez en crudo, está riquísimo. 4. Ahora nos queda cortar el resto de los ingredientes, que los unimos a los garbanzos. Para aliñar la ensalada podemos hacer un aderezo con partes iguales de zumo de limón y aceite de oliva virgen extra, añadir un poco de pimienta y especias a tu elección, y a disfrutar.

Verduras salteadas con huevo a la plancha

Ingredientes:
- 100 g de alcachofas
- 75 g de setas
- 75 g de ajos tiernos
- 100 g de espárragos
- 1 huevo
- 1 diente de ajo
- sal
- pimienta
- tomillo

Preparación:
1. En primer lugar lavamos bien todas las verduras, pelamos las alcachofas y los ajos tiernos y lo cortamos todo como más nos guste.
2. En una sartén con un poco de aceite de oliva, salteamos las verduras con un diente de ajo picado y lo cocinamos añadiendo el tomillo; ambos le darán un toque especial al plato.
3. Hacemos el huevo a la plancha con unas gotitas de aceite de oliva en otra sartén antiadherente. Ya solo nos queda servirlo todo junto, y listo para comer.

Ensalada de quinoa y manzana

Ingredientes:
- 50 g de quinoa
- 4 rabanitos
- 1 zanahoria
- ½ granada
- 1 manzana
- 10 ml de aceite de oliva
- sal
- pimienta
- hierbabuena
- 20 g de semillas de girasol

Preparación:
1. En primer lugar, preparamos la quinoa. Es imprescindible lavarla bien bajo un grifo de agua fría hasta que el agua salga transparente. De esta manera evitaremos que queden residuos de saponinas, pues pueden ser tóxicos. A continuación la hervimos.
2. Después cortamos el resto de los ingredientes; los rabanitos en rodajas y la zanahoria en dados pequeños, y los mezclamos con las lentejas. Para darle un toque dulce, le podemos añadir unos cuantos granos de granada.
3. A continuación lavamos la manzana y la cortamos en dados (con piel), para añadirla posteriormente a la quinoa.
4. Para terminar, nos queda aliñar nuestra ensalada de quinoa. Para ello le podemos añadir un poco de aceite, pimienta, hierbabuena, semillas de girasol y sal.

Desenlace del caso

Explicar el desenlace del caso de Ana puede hacerme caer en algún comentario escatológico, pero voy a intentar hacerlo lo más correctamente posible.

Desde que aplicó los nuevos hábitos, como son la práctica de ejercicio físico y una dieta rica en fibra, Ana consiguió regularizar su reloj intestinal sin necesidad de consumir más laxantes.

Durante las primeras semanas del cambio, Ana no notó gran mejoría, pero después de un mes, sus deposiciones eran más regulares que incómodas, y, sobre todo, ya pudo abandonar el consumo de laxantes.

Por supuesto, este cambio de hábitos no solo afectó a la regularidad en que Ana iba al baño, sino que tuvo un impacto muy positivo en su salud y en la educación nutricional de su hija Carmen. En este punto, cabe recordar que desde casa y con nuestros propios hábitos estamos educando en salud a nuestros hijos, y no hay mejor herencia que esta.

ENDOMETRIOSIS

Un día en la consulta puede ser duro, tanto por la intensidad de trabajo como porque muchas veces te llevas a casa cada uno de los retos que te plantean los pacientes.

Tenemos el caso de Ángeles, una mujer de 29 años que vino en busca de ayuda, porque tras unos 8 años sufriendo reglas dolorosísimas, fue diagnosticada de endometriosis, una patología que quizá no conozcas pero que afecta a entre un 10 y un 15 % de las mujeres españolas, a unos 14 millones de mujeres en Europa y a 176 millones en todo el mundo.

Es tal el desconocimiento de esta enfermedad que en muchas ocasiones se retrasa significativamente su diagnóstico, ya que tanto la paciente como los profesionales llegan a considerar que sufrir dolor pélvico antes y durante la menstruación es algo normal. Sin embargo, no lo es; el dolor es como un grito de auxilio que da nuestro cuerpo para avisarnos de que algo no va bien. Por eso, es recomendable escuchar lo que nos dice, y si nos duele algo, tratar de averiguar la causa y ponerle solución.

Justo esto le pasó a Ángeles, quien llegó a normalizar este dolor y lo aliviaba con los recurridos antiinflamatorios —como el ibuprofeno, dexketoprofeno o naproxeno— y con analgésicos —como el paracetamol—. Seguro que te suenan.

Igual que muchas personas tras ser diagnosticadas de endometriosis por sus ginecólogos, Ángeles recurrió al socorrido doctor Google para informarse más sobre la patología y tratar de averiguar cómo podía mejorar su situación.

Está claro que llevar un estilo de vida saludable y personalizar la alimentación son puntos clave para tratar y prevenir muchas patologías; así que, tras leer mucha información en internet y con la esperanza de que pudiera ayudarla, Ángeles se decidió a acudir a mí.

De ahí surge mi preocupación. En primer lugar, porque, como mujer, entiendo el sufrimiento de Ángeles, pues en la consulta he visto a muchas mujeres con endometriosis; es tremendo escuchar cuánto dolor padecen mientras creen que es una situación normal. En segundo lugar, me preocupa el largo recorrido de profesionales que han tenido que visitar hasta ser diagnosticadas de endometriosis. Y por último, porque hay muy poca investigación sobre la relación entre esta enfermedad y la nutrición; por eso, como profesional siempre tengo que ir con pies de plomo con el fin de lograr que las recomendaciones se ajusten lo mejor posible al problema.

Así pues, en este capítulo vamos a ahondar en la endometriosis y en la manera en que mejoró la situación de Ángeles a través de la alimentación.

¿Qué es la endometriosis?

Como ya intuirás, la endometriosis es una enfermedad crónica inflamatoria que afecta exclusivamente a mujeres y que puede llegar a ser incapacitante; por eso es tan importante hacer un diagnóstico precoz y empezar el tratamiento con rapidez.

La endometriosis se caracteriza por la implantación y el crecimiento de tejido endometrial (benigno) fuera del lugar habitual; en una manera muy parecida a un tumor, aunque raramente presenta crecimiento maligno.

Dependiendo de la evolución de la enfermedad, los implantes de endometrio pueden llegar a afectar a otros órganos como la vejiga, el colon, el intestino, el recto, los riñones, el hígado, los uréteres, el bazo o los pulmones, y en casos más graves puede llegar a expandirse a otros órganos del cuerpo de la mujer, como por ejemplo al cerebro. Sin embargo, lo más habitual es la implantación en la zona genital.

Tipos de placas endometriales

Las placas de tejido endometrial que crecen fuera de la cavidad uterina pueden tener distintas formas y tamaños y nos son de ayuda para predecir la evolución y gravedad de la enfermedad. De menor a mayor gravedad, distinguimos entre:

- *Implantes*: se encuentran en la zona del peritoneo pélvico y los ovarios. Son pequeños y superficiales.
- *Nódulos*: son más invasivos y de mayor tamaño. Están formados a partir de la unión de distintos tejidos.
- *Endometriomas*: tienen forma de quiste y si no se controlan alcanzan un gran tamaño.
- También son conocidos como «quistes endometriósicos» o «quistes de chocolate», ya que por su aspecto y color recuerdan este alimento.

Se suelen formar en los ovarios, y contienen sangre menstrual que no ha alcanzado el exterior.

Grados

La endometriosis se clasifica en 4 grados según su gravedad, localización y cantidad; el grado IV es el más grave:

- Grado I   = leve → implantes aislados.
- Grado II   = moderado → placas de endometriosis superficiales. No afecta a otros órganos.
- Grado III = grave → implantes múltiples, superficiales o invasivos.
- Grado IV   = severo → implantes múltiples, superficiales o profundos.

Localización

La endometriosis también se puede clasificar en función de su localización. Habitualmente, su formación se inicia en la zona pélvica; como te comentaba, también pueden crecer hasta alcanzar zonas extragenitales. De esta manera las clasificamos en:

- *Endometriosis ovárica*: como su nombre indica, está localizada en los ovarios.
- *Endometriosis tubárica*: localizada en las trompas de falopio.
- *Endometriosis peritoneal*: situada en la zona superficial de los ovarios y del peritoneo.
- *Endometriosis rectovaginal*: está localizada en un tejido entre el recto y la vagina, por debajo del saco de Douglas.
- *Endometriosis interna*: se caracteriza por la invasión del endometrio dentro de una capa muscular interna del útero.

Además, también pueden localizarse en la vejiga, el intestino, la zona abdominal, el recto o los pulmones.

Causas y factores de riesgo

Actualmente no se conoce bien el origen de la endometriosis, pero su aparición se relaciona con la **menstruación retrógrada**; esta se da cuando las células endometriales de la sangre menstrual regresan a través de las trompas de Falopio —en vez de salir del cuerpo— y se adhieren a las paredes pélvicas. De este modo, dichas células van creciendo tras cada ciclo menstrual.

El endometrio ectópico no es siempre la causa de una endometriosis; de hecho, muchas mujeres tienen una menstruación retrógrada, pero si todo va bien, es decir, si nuestro *sistema hormonal e inmunológico* funcionan correctamente, las células serán reabsorbidas.

Sin embargo, cuando se sufre una endometriosis es porque un fallo en el sistema inmunológico impide que el endometrio se reabsorba. Si además el sistema hormonal está desequilibrado por un desajuste entre el nivel de estrógenos y el de progesterona a favor de los **estrógenos**, a su vez se produce una respuesta inflamatoria. Así pues, se convierte en un círculo vicioso, de manera que tras cada menstruación aumenta el tamaño del endometrio.

Otra de las posibles causas es que tras una operación quirúrgica (como una cesárea o una histerectomía) las células endometriales se adhieran a una cicatriz. Además, estadísticamente existen otros factores de riesgo para la endometriosis, de los que todavía no tenemos mucha evidencia científica por falta de estudios. Estos factores son:

- genéticos (familiares que la sufran o hayan sufrido)
- niveles de estrógenos elevados
- no haber dado a luz
- menarquia temprana (el período a una edad temprana)

- ciclos menstruales cortos (de menos de 27 días)
- períodos menstruales más largos de lo habitual (más de 7 días)
- sangrados excesivos durante la menstruación
- índice de masa corporal bajo
- alguna patología en el aparato reproductor (que complique el paso del flujo menstrual para su expulsión del cuerpo)

Síntomas

La endometriosis cuenta con una gran variabilidad en la sintomatología según la mujer, el tiempo que lleva instaurada la patología, su localización y el nivel de gravedad.

De hecho, algunas mujeres padecen una endometriosis avanzada sin sintomatología, mientras que otras la tienen recién instaurada y ya presentan síntomas. Desde luego, si debemos destacar alguno en la endometriosis es la presencia de dolor pélvico, que, si bien varía en intensidad según la mujer y en función del ciclo hormonal, puede llegar a ser invalidante.

Puede que también se sienta dolor porque se sufren calambres en la zona pélvica o al ir al baño (esto ocurre cuando los implantes se localizan en la zona urinaria o del recto); como consecuencia, muchas veces se padece estreñimiento porque, para evitar el dolor, se pospone la utilización del baño.

Por eso, si además de sentir dolor durante la menstruación (dismenorrea), sufres mucho dolor antes y después del sangrado, es recomendable que no lo dejes pasar y acudas a tu ginecólogo.

La infertilidad es otra de las grandes preocupaciones cuando se sufre endometriosis. Alrededor de un 50% de la infertilidad femenina está causada por una endometriosis, ya sea por problemas de implantación o como consecuencia de la destrucción del tejido ovárico.

Las reglas pueden ser de flujo muy intenso, algo que conlleva grandes pérdidas de hierro; como consecuencia, es posible sentir fatiga o falta de energía.

Aunque son menos habituales, también es posible presentar síntomas gastrointestinales o digestivos en forma de diarreas, vómitos, poliuria y peristaltismo doloroso. Asimismo, puede que aparezca dolor durante o después de las relaciones sexuales.

Como ves, la sintomatología es muy amplia y el dolor deviene un compañero de viaje en esta patología; tampoco debemos olvidar su estrecho vínculo con la infertilidad femenina. Todo esto produce un impacto negativo en la calidad de vida de la mujer, quien en numerosas ocasiones no es comprendida y por ello padece un estrés añadido a la situación.

Imagina que tienes tanto dolor que eres incapaz de realizar tus rutinas diarias: las laborales y las sociales. Realmente me estremece saber que, como Ángeles, muchas mujeres soportan tanto dolor en su día a día. Debido a la infertilidad, muchas de ellas tienen que recurrir, además, a tratamientos para facilitar el embarazo. En la mayoría de las ocasiones, todo ello puede conllevar un desgaste emocional tremendo. Por eso, si conoces a alguien cercano que padezca endometriosis, nada es más reconfortante que sentirse entendido y apoyado. No le quitemos importancia cuando una amiga o familiar nos diga que sufre mucho con la menstruación o que ya sabe que tiene esta patología; lo pasan realmente mal.

Diagnóstico

Un diagnóstico precoz ayudaría a frenar el avance de la enfermedad, a paliar la sintomatología y, por lo tanto, a mejorar la calidad de vida de la paciente. Sin embargo, en muchas ocasiones el diagnóstico es complicado porque muchas mujeres consideran normal el dolor durante la menstruación.

Así pues, es recomendable acudir al ginecólogo cuando se sufran dichos dolores o si tras varios intentos de quedar embarazada se ha fracaso.

El diagnóstico de la endometriosis puede resultar complicado, ya que cabe la posibilidad de confundir su sintomatología con otras patologías. Aunque existen varios métodos para diagnosticar la endometriosis, la **historia clínica** es lo que inicialmente puede instar al ginecólogo o médico de cabecera a investigar más sobre el origen de la sintomatología.

Unas de las técnicas poco invasivas y más utilizadas inicialmente son las **ecografías transvaginal y abdominal**, así como la **resonancia magnética**. En todas ellas se pueden observar tanto lesiones en el endometrio como quistes de endometriosis en los ovarios.

La **laparoscopia** es una técnica que permite visualizar el interior del abdomen a través de una cámara y observar los tejidos. Actualmente no se recomienda como prueba diagnóstica de la endometriosis; sin embargo, muchas mujeres asintomáticas han sido diagnosticadas mediante esta técnica tas ser sometidas a una laparoscopia por alguna otra razón.

Mediante **análisis de sangre** también es posible medir un marcador tumoral CA125 que puede haber aumentado debido a los efectos de la endometriosis.

Asimismo, se puede recurrir a **colonoscopia** y a la **cistoscopia**, con la finalidad de observar cuán afectado está el colon.

Lo importante es no conformarse con sufrir reglas dolorosas, ojalá no se normalizara el dolor.

Acerca de los tratamientos

Lamentablemente, hoy en día no existe una cura como tal para la endometriosis, pero sí podemos mejorar la calidad de vida de las mujeres que la sufren, con el fin de aliviar los síntomas ya comentados y, por supuesto, para evitar que las lesiones sigan progresando y poder preservar o restablecer la fertilidad.

Como cualquier tratamiento, el de la endometriosis debe ser personalizado, enfocado a las necesidades de cada persona y multidisciplinar; es decir, debe ser un tratamiento en el que profesionales de distintas ramas de la salud busquen dentro de sus respectivos campos un pronóstico mejor para la paciente.

Los tratamientos más usados en la endometriosis son la farmacología, para tratar el dolor y la regulación hormonal; los tratamientos para la infertilidad, y la cirugía, como intervención en los casos más graves (en los que el tamaño del implante es considerablemente grande), o si así lo considera el ginecólogo especializado.

Por supuesto, la nutrición también nos puede ayudar a mejorar la sintomatología; enseguida te hablaré de ella, pero antes debo explicarte algunos de los tratamientos más utilizados.

El uso de antiinflamatorios no esteroideos es, sin duda, una de las terapias que más se utiliza para paliar el dolor. Cabe recordar que, aunque sean de fácil acceso para todos, no se pueden tomar siempre que se quiera. Cualquier tipo de medicación debe estar prescrita por un médico que valore la situación de cada paciente.

También es muy habitual el tratamiento con anticonceptivos hormonales, puesto que ayudan a disminuir la actividad ovárica, la cual, a su vez, disminuye los niveles de estrógenos. Además son muy efectivos disminuyendo el volumen de sangrado e inhibiendo las prostaglandinas que se asocian con procesos inflamatorios.

> Menos prostaglandinas = Menos dolor

Asimismo, se utilizan análogos de la hormona liberadora de gonadotropina, ya que estos reducen los niveles hormonales y, con ello, el dolor.

Tratamiento nutricional

Ahora que ya conocemos bien la enfermedad, sus peculiaridades y tratamientos, podemos valorar cómo ayudar en un caso como el de Ángeles con la dietoterapia.

Primero de todo, debo informarte de que existen muy pocos estudios acerca de qué tipo de dieta sería el más adecuado para la endometriosis. Sin embargo, algo que debemos tener presente para mejorar la sintomatología de esta enfermedad es, sin duda, reducir la inflamación en la medida de lo posible.

Como indicaba anteriormente, la endometriosis genera un proceso inflamatorio y hormonodependiente que a su vez genera más placas, y deviene la pescadilla que se muerde la cola. La sintomatología se puede mejorar mediante un estilo de vida saludable y una alimentación enfocada a reducir esta inflamación, aunque cada caso se valorará de forma individualizada.

Dicho esto, te cuento cómo mejorar la sintomatología de la endometriosis a través de la nutrición. Además de centrar nuestros esfuerzos en reducir la inflamación, se debe favorecer una microbiota saludable y disminuir la exposición a disruptores endocrinos.

Reducir la inflamación

- *Eliminar el consumo de grasas trans*: las grasas trans son un tipo de grasa industrial presente en algunos alimentos procesados, como por ejemplo en salsas,

helados, pizzas, palomitas de microondas y un largo etcétera; así pues, recuerda leer el etiquetado. Estas grasas se asocian a estados inflamatorios de mayor incidencia; por eso se recomienda eliminarlas de la dieta. Seguro que puedes encontrar versiones caseras más saludables de estos productos.
- *Eliminar las carnes rojas y los productos cárnicos elaborados*: se debe reducir al máximo el consumo de grasas saturadas —especialmente el ácido palmítico—, pues también están asociadas a una reacción inflamatoria porque hacen subir los niveles de estrógenos y estos, como te comentaba anteriormente, aumentan la incidencia de la endometriosis.

Reducir los niveles de estrógenos

Te preguntarás cómo se pueden reducir los niveles de estrógenos, pues para ello podemos tomar varias medidas:

- *Eliminar el consumo de bebidas alcohólicas*: las bebidas alcohólicas pueden aumentar la concentración de estrógenos y, con ello, la inflamación. Se recomienda eliminar su consumo, ya que nada bueno nos van a aportar, le pese a quien le pese.
- *Aumentar el consumo de alimentos que ayudan a inhibir la aromatasa*: seguramente te preguntarás qué es esto de la aromatasa. Pues es una enzima precursora de estrógenos procedente de hormonas masculinas (testosterona y androstendiona) que se

localiza principalmente en las células de grasa; mantener un peso adecuado (no tener sobrepeso u obesidad) nos puede ayudar a controlarla. Además, determinados alimentos poseen compuestos que inhiben la acción de la aromatasa, y por lo tanto es más que recomendable introducirlos en una dieta que se adecue a la endometriosis:
- *Crucíferas*: el brócoli, la coliflor, las coles de Bruselas y el kale son verduras muy beneficiosas para la salud gracias a su alto contenido en sustancias antioxidantes, y especialmente en el caso de la endometriosis, puesto que poseen **indol-3-carbinol**, que tiene un efecto antiestrogénico.
- *Allium* (la familia del ajo): la cebolla, el puerro y el ajo negro contienen una sustancia llamada **quercetina** que, según diversos estudios, disminuye de forma significativa el tamaño de los implantes. Además, poseen un efecto antiinflamatorio muy potente.
- *Lignanos*: los encontramos en las semillas de lino, de girasol y de sésamo, y en el centeno, la avena, la cebada y el trigo. Se caracterizan por ser compuestos antioxidantes y se les atribuye un efecto inhibidor de la aromatasa. Eso sí, no basta con consumir grandes cantidades de estos alimentos ricos en lignanos para que actúen como moduladores hormonales de los estrógenos. La clave para que actúen en nuestro beneficio se halla en la salud de nuestra flora intestinal o microbiota (el conjunto de bacterias que reside en nuestro colon).

Allí, los lignanos son convertidos en unas moléculas que desempeñan una actividad biológica inhibidora de la aromatasa; por lo que cuidar nuestra salud intestinal también es importantísimo, no solo cuando se padece endometriosis, sino que regula nuestra salud a todos los niveles. Un consumo de 10 g al día puede tener un efecto protector si tu microbiota está sana.

- *Naringerina*: también se ha descrito en distintas publicaciones como un potente inhibidor de la aromatasa, además de ser antioxidante. Se encuentra en alimentos cítricos como la naranja, el limón y las mandarinas.
- *Crisina*: es un flavonoide presente en el propóleo, la miel y la pasiflora. Tiene un gran poder antiestrogénico —además de ser antiinflamatorio y antioxidante— y su toxicidad es muy baja; solo nos aporta beneficios, lo que la convierte en un flavonoide más que interesante.
- *Resveratrol*: es una sustancia que se genera de manera natural en distintas plantas cuando sufren una lesión o son atacadas por agentes patógenos como hongos o bacterias. Las principales fuentes de resveratrol son la piel de la uva, las frambuesas, los arándanos y las demás bayas. También contienen resveratrol el cacao en polvo y los cacahuetes (especialmente cuando son germinados). En este punto, hay que tener especial cuidado con las recomendaciones sobre el consumo de vino tinto por su contenido en resveratrol; aunque pueda te-

ner beneficios, siempre será mucho mejor evitarlo porque lleva alcohol.
- *Champiñones*: varios estudios indican que los champiñones tienen un efecto inhibidor de la aromatasa, así como de la proliferación de células tumorales; además son ricos en selenio, que es antioxidante, y por eso resultan más que adecuados para introducirlos en una dieta adecuada para las mujeres que padecen endometriosis.
- *Soja*: mucho se ha hablado de ella durante las últimas décadas en relación con la salud de la mujer, ya que se creía que tenía una correlación directa con la aparición del cáncer de mama porque aumentaba los niveles de estrógenos. Sin embargo, la soja proveniente de los alimentos no contiene cantidades suficientes de isoflavonas como para que aumenten el riesgo de cáncer de mama.
- En cambio, los suplementos de soja o isoflavonas contienen mayor concentración de estas y, según diversos estudios, sí que podrían relacionarse con la aparición de cáncer de mama en mujeres con antecedentes familiares o problemas de tiroides.
- Así pues, consumir cantidades moderadas de soja y de cualquiera de sus derivados no aumentará el riesgo de sufrir cáncer de mama u otros tipos de cánceres.
- *Tener en cuenta la histamina*: los niveles elevados de histamina en el cuerpo pueden aumentar los niveles de estrógenos y, con eso, favorecer la aparición de la endometriosis. El contenido de histamina en los ali-

mentos depende de varios factores, como son el tiempo de almacenamiento, la madurez y el procesamiento. Una dieta baja en histamina puede prevenir la aparición de la endometriosis, así como su sintomatología. Sin embargo, siempre deberemos valorar si la paciente tiene un déficit y si los niveles hormonales son los adecuados, pues muchos de los alimentos susceptibles de aumentar los niveles de histamina también pueden ser beneficiosos como antiinflamatorios. En este punto es, por lo tanto, muy necesaria la personalización de la dieta en cada caso. Aunque puedes profundizar más en el capítulo en el que hablamos de la histaminosis, aquí te dejo algunos alimentos ricos en histaminas:

- carnes procesadas, como hamburguesas, salchichas y embutidos
- pescados azules y mariscos
- lácteos
- clara de huevo
- alimentos fermentados, como chucrut y tofu
- alimentos con azúcares refinados
- precocinados
- algunas frutas y verduras, como tomate, berenjena, naranjas, kiwi, mandarinas y limón
- condimentos como el vinagre, la salsa de soja o la mostaza
- alcohol

• *Mantener unos niveles adecuados de progesterona*: si se evita que los niveles de progesterona bajen demasiado, se impide que aumenten los niveles de es-

trógenos. Para ello debemos potenciar el consumo de alimentos que contengan:
- *Antioxidantes*: aumentar el consumo de alimentos ricos en sustancias antioxidantes nos ayuda a combatir el estrés oxidativo y una correcta producción de progesterona. Esto se consigue ingiriendo una gran variedad de frutas, verduras y nuestro maravilloso aceite de oliva virgen extra.
- *Vitamina B6 o piridoxina*: es esencial en la formación del cuerpo lúteo, el cual regula la producción y liberación de la progesterona. La encontramos en multitud de alimentos, como son la carne, el pescado, el marisco, los cereales y sus derivados (siempre en sus versiones integrales), el arroz, las legumbres y los frutos secos; también están en muchas verduras, como coles de Bruselas, ajos, espinacas, patatas, y en frutas, como el aguacate y el plátano. Asimismo, muchas especias contienen vitamina B6, como por ejemplo la canela, la nuez moscada y la albahaca. Cabe destacar, además, que el consumo de alcohol disminuye considerablemente los niveles de vitamina B6, por lo que se recomienda, de nuevo, eliminar el consumo de alcohol.
- *Omega 3*: se encuentra en los pescados azules, como son las sardinas, el salmón o los boquerones, en los frutos secos y en el aguacate. El omega 3 aumenta los niveles de progesterona, además de ser antiinflamatorio y un preventivo de la enfermedad cardiovascular.

- *Zinc*: este mineral es el encargado de unir la progesterona con sus receptores, y es necesario para el metabolismo de los ácidos grasos en las prostaglandinas. Así pues, un déficit de zinc puede repercutir en la producción de prostaglandinas (las hay antiinflamatorias y proinflamatorias), favoreciendo que aumente la concentración de las proinflamatorias. Además, los niveles bajos de zinc se asocian a un sistema inmunitario debilitado que puede empeorar la endometriosis. Algunos alimentos ricos en zinc son: las semillas de calabaza, la levadura de cerveza, el queso, los frutos secos, la carne roja, el trigo, el hígado y los huevos.
- La progesterona es una hormona que también depende del **estrés y del descanso**. Los elevados niveles de ansiedad afectan al funcionamiento del hipotálamo (que es la glándula del cerebro encargada de la regulación hormonal), y con ello puede disminuir la producción de progesterona. Llevar una vida alejada de situaciones estresantes, la práctica del *mindfulness* o la meditación y un descanso de calidad ayudan a mantener unos niveles hormonales adecuados. Así pues, nuestro estilo de vida más allá de la alimentación, y también es importante cuidarlo para salvaguardar nuestro bien más preciado, la salud.
- *Mantener la proporción adecuada de prostaglandinas*: ya he comentado la importancia del zinc en la producción de prostaglandinas antiinflamatorias; bien, pues en este punto te explico más. Las prosta-

glandinas son unas grasas generadas por el cuerpo a partir de otros ácidos grasos que obtenemos al ingerir los alimentos. Existen tres tipos: las **prostaglandinas de la serie 1 y 3** tienen una acción antiinflamatoria; son las buenas. Las **prostaglandinas de la serie 2** son las causantes de la inflamación y de algunos otros síntomas de la endometriosis; son las malas. Así pues, el consumo de grasas saturadas y trans, azúcares refinados, refrescos, carnes procesadas, bebidas energéticas, café y té puede potenciar el aumento de las prostaglandinas malas (las inflamatorias, de la serie 2). Lo mismo ocurre cuando existe deficiencia de las vitaminas C y B_{12}, por lo que en estados carenciales sería recomendable la suplementación. Para incrementar la producción de las prostaglandinas buenas (las de las series 1 y 3) es recomendable aumentar el consumo de frutos secos, pescados azules (salmón, sardinas, boquerones, arenques...), aguacate y semillas.

Microbiota sana, sanísima

Es evidente el importante papel que la microbiota juega en nuestra salud y en el caso concreto de la endometriosis, donde un sistema inmunitario debilitado puede ser otro de los factores ocultos en esta patología.

Se ha observado que las mujeres con endometriosis tienen la microbiota vaginal y endometrial alterada; así pues, las bacterias que habitan en la microbiota vaginal, así como las toxinas, pueden filtrarse y provocar un proceso inflamatorio.

Además, las bacterias del intestino intervienen en el metabolismo de los estrógenos, y en el caso de que una microbiota no esté sana (disbiosis) pueden verse incrementados los niveles de estrógenos y que con ello aumente también la inflamación.

Disruptores endocrinos

Igual nunca has oído hablar de ellos; los disruptores endocrinos son sustancias químicas (ajenas a nuestro cuerpo, pero presentes en numerosos productos) capaces de alterar el equilibrio hormonal. Podemos imaginárnoslos como un interruptor de distintos tipos de procesos fisiológicos regulados por hormonas y que, por tanto, son susceptibles de generar una respuesta mayor o menor a la habitual. Estos disruptores pueden causar infertilidad, problemas en el crecimiento y enfermedades como el cáncer.

Es muy complicado cuantificar en qué medida los disruptores endocrinos afectan al desarrollo de la endometriosis, puesto que es una enfermedad multifactorial. Y, aunque sí se han encontrado concentraciones más altas de estos compuestos en mujeres con dicha patología, no existen estudios suficientes que permitan prohibir el contacto con ellos.

OTRAS MEDIDAS

Así pues, se recomienda la menor exposición posible a este tipo de sustancias. Algunas pautas a seguir son:

- Lava bien las frutas y verduras frescas para eliminar pesticidas y herbicidas.
- Reduce el consumo de alimentos enlatados, siempre son mejor las conservas en botes de cristal.
- Evita la comida procesada.
- Rehúye los alimentos que hayan estado en contacto con papel film.
- Comprobar que los envases de plástico que utilicemos estén exentos de bisfenol A.
- Elegir cosméticos libres de parabenos.
- Evitar el consumo de agua embotellada en envases de plástico.
- Cuidar que las sartenes o cazos en los que cocinemos no estén dañados, podrían ceder sustancias tóxicas a los alimentos.

Otras recomendaciones que se deben considerar cuando se padece endometriosis son la práctica de **ejercicio físico diario** (se ha visto una menor incidencia de esta patología en personas que realizan algún tipo de ejercicio), mantener una correcta **hidratación** y, en algunas ocasiones, recomendar la suplementación con vitaminas, como las A, E, C y D y ácidos grasos omega 3 y omega 6.

La eliminación o no del **gluten** en las dietas enfocadas a disminuir las molestias de la endometriosis es todavía un campo que necesita de mayor investigación. Varios estudios indican una mejora de la sintomatología en pacientes que eliminan el gluten de su alimentación, ya que el gluten se relaciona con la inflamación. Lo mismo ocurre con los lácteos, pues son susceptibles de afectar a nivel hormonal.

Utilizar **hierbas aromáticas y especias** en las preparaciones culinarias es beneficioso. Algunas son antiinflamatorias, como la canela, el jengibre o la cúrcuma. Precisamente se ha utilizado la cúrcuma en diferentes estudios relacionados con la endometriosis, y se ha averiguado que reduce la inflamación.

Dieta de cinco días

Lamentablemente, la endometriosis no tiene cura; sin embargo, unos buenos hábitos y una alimentación adecuada pueden hacer más llevadera la sintomatología en casos como el de Ángeles, especialmente en lo que concierne al dolor que convierte esta patología en un verdadero calvario para aquellas mujeres que la sufren.

Debo recordarte que esta dieta fue especialmente indicada para mi paciente Ángeles (personaje ficticio en este libro), pero puede servirte de guía.

Para elaborarla, me puse en el peor de los casos, es decir que reduje la ingesta de la mayoría de los alimentos que intervienen en procesos inflamatorios, incluido el gluten.

Así pues, me puse manos a la obra para preparar una dieta donde, supuse, la endometriosis de Ángeles era hormonodependiente; por lo tanto, reduje los alimentos ricos en histamina pero sin llegar a eliminarlos.

	Lunes	Martes	Miércoles	Jueves	Viernes
Desayuno	Infusión* + Tostadas de pan sin gluten con AOVE** + Arándanos	Kéfir con copos de maíz sin azúcar + Uvas	Bebida de almendra sin azúcares con copos de avena y canela + Fresas	Ensalada de frutas + Tostadas de pan sin gluten con tahini + Infusión	Bebida de almendra sin azúcares con cacao + Banana bread
Almuerzo	Avellanas	Hummus	Tortitas de arroz	Kéfir	Pieza de fruta
Comida	Ensalada variada + Quinoa con verduras + Pieza de fruta	Boniato al horno + Merluza con brócoli especiado con cúrcuma + Pieza de fruta	Crema de champiñones + Ensalada de garbanzos + Pieza de fruta	Ensalada variada + Sopa de arroz con verduras + Pieza de fruta	Ensalada de aguacate y cebollas tiernas + Pasta de lentejas con verduras + Pieza de fruta
Merienda	Chips de kale	Biscotes caseros de semillas sin gluten	Medio aguacate con albahaca y AOVE	Puñadito de Almendras	Kéfir
Cena	Colirroz*** + Salteado de pollo con setas + Pieza de fruta	Ensalada variada de trigo con verduras + Pieza de fruta	Ensalada de endivias + Brochetas de pavo con cebolla y pimiento + Pieza de fruta	Crema de remolacha + Tortilla de puerros + Pieza de fruta	Salteado de verduras con avellanas + Sardinas al horno + Pieza de fruta

*Infusiones: recuerda evitar el café.
**AOVE: aceite de oliva virgen extra.
*** Colirroz: se puede preparar fácilmente rallando coliflor hasta que tome el aspecto del arroz.

Recetas

Chips de kale	
Ingredientes: • 1 manojo de kale • cúrcuma • pimienta • sal • aceite de oliva virgen extra	*Preparación:* 1. Lavamos bien las hojas de kale y las secamos. Podemos ayudarnos de una centrifugadora de verduras o bien de un trapo de cocina limpio. 2. Mientras tanto precalentamos el horno a unos 160 ºC. No aumentes la temperatura para intentar hacer esta receta más rápido, porque se te quemará el kale. Dale su tiempo, y el resultado será increíble. 3. Después cortamos las hojas de kale en trozos y las ponemos en un bol con un poco de cúrcuma, pimienta (que potencia la acción de la cúrcuma), un poquito de sal (pero sin pasarse) y aceite de oliva. 4. Ahora removemos bien para que se impregnen y aromaticen todas las hojas de kale con las especias. 5. A continuación ponemos las hojas en una bandeja de horno sin que se toquen porque así se tostarán mejor, y ya podemos introducirlas al horno. 6. Las dejamos cocer unos 15 o 20 minutos. Te recomiendo que estés pendiente y cuando veas que los bordes comienzan a tostarse, las saques.
Seguro que te encantarán.	

Crackers caseros de semillas sin gluten

Ingredientes:
- 100g de semillas de lino
- 30 g de semillas de chía
- 50 g de semillas de sésamo
- 50 g de semillas de girasol
- 30 g de tomates secos
- 10 aceitunas negras
- 2 cucharadas de aceite de oliva virgen extra
- 200 ml de agua
- sal

Preparación:
1. En primer lugar, precalentamos el horno a 170 °C y preparamos una bandeja.
2. A continuación ponemos los tomates secos a hidratar.
3. Después mezclamos todas las semillas en un bol y añadimos el agua, el aceite de oliva y una pizca de sal. Removemos bien y lo dejamos reposar durante unos 10 o 15 minutos.
4. Una vez transcurrido este tiempo, vertemos la mezcla en el vaso de una batidora y añadimos los tomates ya hidratados y las aceitunas sin hueso; lo trituramos.
5. Con ayuda de una espátula, extendemos la mezcla sobre la bandeja de horno dejando unos 5 mm de espesor. Verás que está bastante solidificada y que se puede cortar. Bien, pues corta cuadraditos con forma de *crackers* y llévalos al horno durante unos 30 o 35 minutos hasta que queden doraditos.

Recuerda dejarlos enfriar antes de disfrutarlos.

Banana bread

Ingredientes:
- 200 g de copos de avena
- 3 plátanos maduros + 1 para adornar
- 4 dátiles sin hueso
- 4 huevos
- ½ cucharadita de bicarbonato
- 1 cucharada de levadura en polvo
- canela en polvo
- aceite de oliva virgen extra

Preparación:
1. En primer lugar, precalentamos el horno a 180 °C.
2. A continuación ponemos en la batidora tres de los plátanos, los huevos, los copos de avena, la canela, la levadura y el bicarbonato; no debemos olvidarnos de meter los dátiles, que serán los que le darán dulzor al bizcocho.
3. Lo batimos hasta conseguir una mezcla lo más homogénea y fina posible y la vertemos en un recipiente de horno impregnado de aceite de oliva y un poco de harina.
4. Por último, antes de meter la masa en el horno, partimos el cuarto plátano por la mitad longitudinalmente y lo colocamos encima.
5. Lo horneamos durante unos 40 minutos; cuando esté listo, lo sacamos y dejamos enfriar antes de servir.

Desenlace del caso

En pocas semanas, Ángeles mejoró su sintomatología, sobre todo en lo que concierne al dolor, ya que se aferró firmemente a los tratamientos pautados por su médico y a las recomendaciones nutricionales y sobre el estilo de vida que debía seguir.

Unos años después, Ángeles contactó conmigo para contarme que estaba embarazada; quería agradecerme toda la ayuda y apoyo que había recibido en la consulta.

Como ella, muchas mujeres consiguen su sueño de ser madres, a pesar de la endometriosis; por eso, si la sufres no te rindas, busca los mejores profesionales para que te acompañen en el camino, y si conoces a alguien que la padezca intenta ponerte en su lugar y no minimices su dolor. El caso de Ángeles, como todos los contados en este libro, es mitad ficticio y mitad real. Y en concreto, este desenlace feliz forma parte de la realidad que muchas veces nos regala la apasionante profesión de nutricionista.

HISTAMINOSIS

Como todo en la vida, hay casos en consulta que no son lo que parecen. Me refiero a que el trabajo de nutricionista se convierte a veces en una tarea de investigación susceptible de alargarse en el tiempo debido a la complejidad de la sintomatología y a la dificultad de encontrar un diagnóstico que permita establecer los tratamientos necesarios para mejorar la situación del paciente.

El caso de Carmen fue muy especial para mí, ya que, además de lo mucho que me motivan los casos complicados, Carmen había sido compañera de trabajo cuando yo aún me dedicaba al mundo de la farmacia. Ayudarla era una prioridad, pues sabía lo mucho que había estado sufriendo durante años.

Hará unos diecisiete años que la conozco y puedo asegurar que nunca ha llegado a estar bien de salud. Al principio, Carmen sufría de un conjunto de alergias que le hacían la vida imposible; casi siempre estaba congestionada, con estornudos y continuos dolores de cabeza. A lo largo de los años, la sintomatología fue aumentando; le aparecieron problemas en la piel, dolores musculares y empezó a padecer molestias gastrointestinales como gases, estreñimiento, dolores en el estómago y acidez estomacal.

Ella fue una de las primeras pacientes que tuve. Al inicio quería mejorar unos problemas gástricos que ya no parecían normales, puesto que trataba de comer bien pero siempre había algo que le sentaba mal.

Así pues, nos pusimos manos a la obra con nuevas pautas de alimentación; sin embargo, su mejoría tan solo duró un mes; y al poco volvieron los síntomas, aunque mantuviera la dieta acordada. Primero pensamos que se trataba de una intolerancia a la lactosa y la fructosa; luego, que quizá fuera un sobrecrecimiento bacteriano; y cuando ya no sabíamos por dónde tirar, se nos ocurrió indagar en el mundo de la histamina. Se nos abrió esta vía gracias a que Carmen me mandó un cuadro clínico de la histaminosis; lo habían presentado en un congreso al que había asistido, pues también ella es sanitaria.

Al tener acceso a pruebas diagnósticas muy específicas con las que ella trabajaba, la faena nos resultó mucho más sencilla. Se las hicimos y, sorpresa, una histaminosis genética. Tras cinco años peleando con dietas que funcionaban solo las primeras semanas, encontramos la causa de toda aquella clínica que tanto estaba mermando su calidad de vida.

Como Carmen, muchas personas pasan años sufriendo una sintomatología muy diversa que les lleva a deambular de un especialista a otro sin imaginar que la histamina es la responsable de ello.

Descubrirlo fue tan interesante que nos pusimos las pilas y le dimos un vuelco a toda su alimentación. Veamos más.

¿Qué es la histaminosis?

La histaminosis no es otra cosa que la acumulación de la histamina en el organismo. Se puede explicar como el resultado de un desequilibrio entre la cantidad de histamina acumulada en nuestro cuerpo y la capacidad que tiene el organismo para degradarla y eliminarla.

«Histamina» es una palabra compuesta, formada por:

> *histo* (del griego), que significa «tejido»
> +
> *amina*, que es una sustancia derivada del amoníaco.

Las aminas biógenas son compuestos que se crean a partir de los aminoácidos de los alimentos, debido a la acción de las enzimas generadas por microorganismos; la histamina es una de ellas, y también lo son la cadaverina, putrescina, triptamina y espermidina. A priori, la histamina es una molécula necesaria para la vida, aunque, como veremos, también se asocia a situaciones patológicas.

La histamina desarrolla las siguientes funciones en nuestro organismo:

- Interviene en la regulación de la circulación.
- Participa en la relajación y contracción de la musculatura lisa, así como de los vasos sanguíneos.
- Media en la secreción del ácido clorhídrico en el estómago.
- Actúa como neurotransmisor del sistema nervioso central.
- Colabora en procesos alérgicos y en los inflamatorios como respuesta inmune a patógenos externos.
- Interviene en el proceso de cicatrización.

Existen dos fuentes de histamina:

- *Histamina endógena*: es la principal fuente de histamina y la sintetizan todos los seres vivos, ya sean de origen animal o vegetal. En nuestro cuerpo, se fabrica a partir de la histidina, que es catalizada por la enzima histidinadescarboxilasa y la vitamina B$_6$, y se almacena en los mastocitos y basófilos en la sangre, en otras células como las neuronas histaminérgicas y en células gástricas o de la epidermis. Cuando se libera la histamina, se une a distintos receptores histaminérgicos, a los cuales estimula, de manera que estos desarrollan sus distintas funciones. Después de unirse a sus receptores, la histamina se cataboliza a través de dos vías; una de las vías es a través de la histamina-N-metiltransferasa (HNMT), que se halla en el sistema ner-

vioso central, el hígado, el riñón, el colon, el bazo y los bronquios; su actuación es a nivel intracelular. La otra vía es a través de una desminación oxidativa por medio de la diaminooxidasa (la llamaremos DAO, a partir de ahora), que se encuentra en el intestino delgado y el colon, y actúa a nivel extracelular.
- *Histamina exógena*: otra fuente de histamina es la gran mayoría de los alimentos, si bien presentan distintas cantidades de ella. Si la histamina se acumula en sangre en elevadas concentraciones porque no puede metabolizarse, es posible que cause una histaminosis. Al ser la DAO la principal enzima encargada de degradar la histamina (y otras aminas biógenas) que llega al intestino, su deficiencia puede desencadenar esta patología.

La histamina, al igual que otras aminas biógenas, se forma en los alimentos que se han sometido a un proceso de fermentación, ya sea espontáneo o de manera controlada (como sucede en la producción de queso, chucrut, vino o cerveza). Se las denomina «biógenas» porque en su formación han intervenido organismos vivos (microorganismos con actividad descarboxilasa), que necesitan unas condiciones específicas para su crecimiento, como son la presencia de aminoácidos precursores libres de la histamina (histidina), cofactores de la reacción y condiciones ambientales óptimas (como es la temperatura y el pH).

Una vez formadas, las aminas biógenas son termoestables, de manera que, aunque se sometan a tratamiento de calor, no se eliminan de los alimentos.

Su capacidad tóxica dependerá del grado de concentración en el alimento, de la sensibilidad individual de cada persona, así como de si se consumen junto con fármacos y de si se sufre algún otro tipo de patología que pueda sensibilizar más al paciente.

Así pues, establecer unos límites de toxicidad de la histamina es una tarea difícil; habrá que observar e individualizar la alimentación con tal de reducir sus efectos nocivos.

Aun así, la EFSA (Autoridad Europea de Seguridad Alimentaria) propone una ingesta diaria de 25 hasta 50 mg de histamina en personas sanas; por otro lado, la FAO/OMS determina una dosis máxima sin efecto adverso de 50 mg.

Conocer con precisión la incidencia actual de la intolerancia a la histamina es complicado, ya que no se ha llegado a un consenso sobre los criterios de los diagnósticos que, además, se complican debido a la gran variabilidad de sintomatología que puede causar la histaminosis. Aunque no se conozca un número exacto de incidencia, algunos autores estiman que esta patología afecta a entre el 1 y el 3 % de la población. Además, se cree que posiblemente este porcentaje aumentará a medida que, con el paso del tiempo, se disponga de mayor conocimiento en el proceso de diagnóstico.

Causas y factores de riesgo

La principal causa de la histaminosis es el déficit de la DAO, ya que, al no poder gestionar la histamina exógena, esta se acaba acumulando en nuestro organismo produciendo la histaminosis.

Este déficit de DAO puede ser debido a distintos factores:

Factores genéticos

Son la principal causa del déficit de esta enzima o bien de su mala funcionalidad. Por eso, aquellas personas con familiares que presenten un déficit de DAO tienen más posibilidades de sufrir una histaminosis.

La buena noticia es que se han detectado tres polimorfismos (en nuestro mapa genético) directamente asociados con una baja actividad de la enzima DAO, y cabe destacar que, según demuestran varios estudios, los portan, sobre todo, las mujeres.

Factores farmacológicos

El consumo de fármacos suele tener dos caras. Por un lado, nos ayudan a curar o mejorar una sintomatología o enfermedad en concreto; por otro lado, sin embargo, son susceptibles de afectar a los distintos procesos que se producen en nuestro organismo. Así pues, varios fármacos pueden afectar a la síntesis de la enzima DAO o bien aumentar la liberación de histamina endógena:

- *Fármacos que causan un efecto inhibidor sobre la enzima metabolizadora de la histamina, la DAO:*

analgésicos, antihistamínicos, antihipertensivos, antirreumáticos, antidepresivos, diuréticos, antibióticos, mucolíticos, antieméticos, relajantes musculares y antisépticos entre otros.
- *Fármacos que causan un efecto liberador de la histamina endógena*: analgésicos, citoestáticos, anestésicos, antiinflamatorios y mucolíticos.

Factores patológicos

Existen también algunas enfermedades que influyen sobre la producción de la enzima: el cáncer de colon, la insuficiencia renal y la urticaria crónica.

En el caso de las enfermedades inflamatorias intestinales, tanto la colitis ulcerosa como la enfermedad de Crohn se relacionan con el déficit de DAO: como esta enzima se halla sobre todo en el intestino, si este se ve alterado, la actividad de la enzima DAO también puede verse afectada.

Como consecuencia de este déficit, se produce una situación de desproporción entre la histamina exógena (aquella que ingerimos mediante los alimentos) o la que está presente en nuestras células y la capacidad de metabolizarla. Entonces la histamina se acumula, la exógena pasa a través del epitelio hasta llegar al torrente sanguíneo, y ahí va aumentando la concentración plasmática de la histamina, hecho que produce los efectos adversos. Además, al hallarse en el torrente sanguíneo, se puede distribuir libremente por el organismo.

Otros factores

La histaminosis también puede verse favorecida por otras causas, detalladas a continuación:

Infecciones por hongos, bacterias y parásitos
Estos pueden producir sustancias tóxicas que provoquen la liberación de histamina. Algunas de estas bacterias pueden ser: *Streptococcus thermophiles, Lactobacillus casei/paracasei, Lactobacillus reuteri, Lactococcus lactis* y algunas especies de *Escherichia coli.*

Deficiencia de vitaminas
Algunas vitaminas, como la B_6 y la C, coparticipan en la degradación de la histamina en nuestro organismo. Por eso, si estas presentan un déficit es posible que aumenten los niveles de histamina en sangre. Aunque esta es una explicación plausible, debe tenerse en cuenta que a nivel científico todavía existen opiniones contrarias.

Dieta
La alimentación es una de las principales fuentes de histamina exógena. Así pues, aquellas personas que consumen más alimentos ricos en histamina, tienen más posibilidades de desarrollar una histaminosis.

Diagnóstico

Aunque la histaminosis es más común de lo que se piensa, el diagnóstico suele ser complicado, ya sea debido a la falta de pruebas concretas o a la diversidad de los síntomas.

A la hora de diagnosticarla, pueden resultar de utilidad pruebas varias; sin embargo, todavía no gozan de consenso científico, por lo que la historia clínica, la observación y la asociación de síntomas —que en general parecen inconexos—, son la clave para detectar la histaminosis.

Algunas preguntas en el historial clínico son claves en la sospecha sobre el déficit de DAO, por ejemplo:

- ¿Tienes dolor de cabeza o migrañas al menos 2 veces al mes?
- ¿Sufres distensión abdominal o gases?
- ¿Tienes períodos de diarrea y estreñimiento?
- ¿Padeces contracturas musculares habitualmente?
- ¿Estás cansado habitualmente sin motivo?
- ¿Tienes problemas de rosácea, erupciones o granitos en la piel?

De esta manera, se puede observar que

- el 20 % de los pacientes tiene de 1 a 2 síntomas
- el 41,3 % presenta de 3 a 4 síntomas
- el 33,8 % refiere más de 5 síntomas

Cabe citar, además, algunas pruebas susceptibles de ayudar a complementar el diagnóstico de una manera definitiva:

Mediante un **análisis genético** podemos determinar si existe alguna variante en nuestro ADN que dificulte la funcionalidad de la DAO.

En concreto, se examinan cuatro variantes del gen AOC1, encargado de la codificación para la síntesis de la enzima DAO:

- AOC1 c.47C > T (p.Thr16Met)
- AOC1 c.995C > T (p.Ser332Phe)
- AOC1 c.1990C > G (p.His664Asp)
- AOC1 c.691G > T

Al tratarse de una prueba que estudia nuestro mapa genético, en ella no influye la dieta, y tampoco habrá una variación en los resultados a lo largo del tiempo.

El **test de la actividad funcional de la enzima DAO** es un análisis que no solo nos permite conocer la concentración de esta enzima en sangre, sino también cuál está activa. Por eso, las personas con niveles más bajos corren un riesgo mayor de sufrir histaminosis. Las enzimas se miden en HDU, cuyas siglas, en inglés, significan «unidades degradables de histamina»:

- actividad reducida de la enzima DAO → DAO < 40 HDU/mL
- actividad intermedia de la enzima DAO → DAO = 40-80 HDU/mL
- actividad normal de DAO → DAO > 80 HDU/mL

Mediante un **análisis de sangre** se pueden determinar los niveles de DAO e incluso medir los de histamina. Sin embargo, estas pruebas no se correlacionan con los parámetros a nivel intestinal, y por este motivo no son del todo aconsejables.

Si no se puede optar a las pruebas citadas, es posible utilizar la **dietoterapia** como diagnóstico. Es decir, servirse de una dieta baja en histamina con objeto de comprobar si la sintomatología mejora; aunque no es la mejor de las opciones, sí puede ser un paso inicial en el diagnóstico del déficit de DAO.

Síntomas y complicaciones

Cuando se acumula la histamina, el cuerpo puede reaccionar con una sintomatología muy variada porque afecta a todo el organismo; así pues, se dan síntomas inconexos que, sin embargo, tienen una misma causa y afectan a los sistemas del cuerpo:

- *Sistema nervioso*: sin duda, el síntoma más frecuente es el dolor de cabeza; al menos un 87 % de las personas que sufren migraña tiene un déficit de DAO. Además, pueden aparecer mareos, ansiedad y falta de atención.
- *Sistema respiratorio*: los síntomas son parecidos a los de las alergias: congestión nasal, rinitis, estornudos y, a veces, asma.
- *Sistema circulatorio y cardiovascular*: se ve afectado

en forma de taquicardias, hipotensión, hipertensión y arritmias, entre otras.
- *Sistema digestivo*: muy a menudo surgen hinchazón abdominal, flatulencias, colon irritable, diarrea y/o estreñimiento, dolor abdominal, náuseas, vómitos…
- *Sistema epitelial*: un exceso de histamina puede provocar urticaria, edemas, picores, piel atópica, eccemas y rosácea.
- *Sistema muscular*: aparecen dolores musculares y fatiga, pues la histamina tiene relación con la contracción y relajación de los músculos y de los vasos sanguíneos, y un exceso de la misma provoca una alteración en sus funciones normales.
- *Médula ósea*: puede haber cambios de temperatura corporal, dolores osteopáticos y falta de memoria.
- *Síntomas ginecológicos*: el síntoma más frecuente es el dolor menstrual, llamado «dismenorrea».

En mujeres embarazadas la actividad DAO es mucho más elevada que en las que no lo están. Esto se debe a que se forma una mayor concentración de DAO en la placenta como medida para proteger al feto frente a niveles elevados de histamina.

Si a pesar de esto la DAO se encuentra en concentraciones bajas en mujeres embarazadas, se podrían producir complicaciones por roturas prematuras de las membranas, diabetes gestacional y amenaza de aborto.

Como podemos observar, la calidad de vida de un paciente con histaminosis se ve bastante alterada. A veces, interconectar todos estos síntomas es bastante difícil, pero una vez diagnosticada la patología, podemos tomar distintas medidas para paliar tan desagradables efectos y complicaciones.

Acerca de los tratamientos

El tratamiento más indicado para la histaminosis se enfoca en disminuir la ingesta de alimentos ricos en histamina; sin embargo, también existen algunos fármacos y suplementos nutricionales que pueden ayudar a regular el déficit de DAO.

Tratamiento farmacológico

Como su nombre indica, los antihistamínicos ayudan a bloquear la acción de la histamina, de manera se reducen los síntomas propios de las alergias. Cabe utilizarlos, sobre todo, en casos de intoxicación aguda por histamina.

Además, hoy en día existen en el mercado suplementos nutricionales (los cuales no son catalogados como fármacos) que aportan al cuerpo la enzima DAO de una manera exógena; su ingesta tiene como objeto paliar la falta de la enzima endógena o su carencia de actividad.

Es conveniente tomarlos antes de las comidas, sobre todo cuando sabemos que vamos a tomar algún alimento rico en histamina.

También es interesante recurrir a la suplementación de vitamina C y B_6 en el caso de que exista alguna carencia, puesto que, como ya hemos visto, intervienen en la degradación de la histamina.

La farmacología siempre nos puede ayudar; sin embargo, en el caso de que una persona tenga una histaminosis de origen genético, un déficit de la DAO o que esta funcione mal, la mejor opción siempre será una buena educación nutricional para conocer aquellos alimentos que le pueden sentar mejor y peor.

Tratamiento nutricional

Como vamos observando a lo largo de estas páginas, seguir una alimentación saludable es clave para gozar de una buena salud; aun así, existen patologías —como es el caso de la histaminosis— en las que las pautas se alejan un poco de lo que conocemos de una forma más global como «alimentación saludable».

Por eso, la educación nutricional en pacientes con histaminosis es fundamental para que sepan identificar aquellos alimentos que deben comer con más precaución o incluso eliminar, y cuáles pueden consumir más libremente.

Solo de esta manera conseguiremos evitar manifestaciones de toxicidad, casi siempre derivadas del consumo de alimentos altos en histamina.

Además, en caso de que la sintomatología sea aguda, cabe valorar la exclusión de alimentos ricos en otras aminas biógenas.

Dieta baja en histamina

A la hora de establecer una alimentación adecuada para Carmen, le propuse un tratamiento en tres fases:

Primera fase
Su consumo durante esta primera fase tiene que ser bajísimo, pues hay que reducir los niveles acumulados cuanto antes, con objeto de mitigar los síntomas producidos por el exceso de histamina. Nuestro objetivo es suavizar el malestar generado, y para ello se utiliza una dieta restrictiva en la que se excluyen los alimentos que contienen histamina.

Segunda fase
Dos o tres semanas después de haber iniciado la dieta restrictiva en histamina, es habitual que el paciente empiece a encontrarse mejor, ya que se habrá eliminado el exceso de histamina. Aun así, hay que ir con cuidado para no recaer en el malestar. Tras evaluar y comprobar que su estado y la sintomatología vayan mejorando, se reajustará poco a poco la alimentación.

Tercera fase
En esta fase, presuponemos que el paciente se encuentra mucho mejor y que se le ha reducido gran parte de la sintomatología. Ahora es cuando adquiere mayor autonomía en la alimentación. Para ello, es importante que tome conciencia sobre qué alimentos puede ingerir y cuáles debería rehuir con tal de evitar la reactivación de la sintomatología.

Alimentos ricos en histamina

Debemos tener en consideración que los alimentos con mayores cantidades de histamina son, por una parte, aquellos más susceptibles de deteriorarse debido a la proliferación microbiológica (carnes y pescados) y, por la otra, los alimentos y bebidas fermentados.

A la hora de establecer los alimentos que presentan una mayor cantidad de histamina, existe una gran discrepancia:

- Algunos autores sostienen que los alimentos bajos en histamina son aquellos alimentos que contienen más de 20 mg/kg.
- Otros, más exigentes, consideran que las concentraciones bajas en histamina son aquellas menores a 1 mg/kg.

La tabla que verás a continuación expone el contenido en histamina de algunos alimentos.

Alimento	Contenido en histamina (mg/kg)	Alimento	Contenido en histamina (mg/kg)
Pescado azul Conservas: atún, sardina y caballa Semiconservas: anchoas y arenques	ND-2.400 ND-1.500	**Pescado azul** Fresco: sardina, caballa, atún, boquerón **Pescado blanco** Fresco y congelado: merluza, bacalao...	ND-10 ND-2
Cárnicos crudos curados chorizo, salchichón, salami, fuet, sobrasada	ND-350	**Carne** Fresca: vacuno, porcino Cárnicos crudos curados: jamón curado Cárnicos cocidos: jamón york, mortadela, butifarra catalana	ND-4 ND-10 ND-5
Quesos madurados manchego, parmesano, gouda, emmental, gruyer, roquefort, camembert	ND-700	**Lácteos** leche yogur queso fresco	ND ND-13 ND-5
Productos vegetales fermentados chucrut derivados de la soja	ND-200 ND-2.300	**Vegetales** acelgas tomate: fresco, salsa y zumo espinacas legumbres	ND-2 0,5-5 20-50 ND-10
Bebidas alcohólicas vino tinto vino blanco vino espumoso cerveza	ND-13 ND-21 ND-6,3 ND-2	**Otros** harinas de trigo, arroz... setas y champiñones aceitunas zumos de fruta	ND-5 ND-1,8 ND-2 ND-1,5

ND: No detectado

Teniendo en cuenta las cantidades de histamina que contienen, debemos eliminar de la dieta los siguientes alimentos, sobre todo en la primera fase de restricción:

- *Bebidas alcohólicas*: cerveza, vino, licores. Debemos hacer especial mención de que el etanol puede disminuir la cantidad de la DAO (en la mucosa intestinal), aun en personas sin un déficit de esta enzima. Además, el etanol inhibe la DAO y aumenta la liberación de histamina endógena. Su metabolito, el acetaldehído, compite por la enzima aldehído deshidrogenasa, la cual también utiliza la histamina para su degradación (por medio de sus metabolitos N-imidazol acetaldehído y N-metilimidazol acetaldehído). Como consecuencia, puede que los metabolitos de la histamina se acumulen y acaben inhibiendo la DAO y, con ello, la concentración de histamina en sangre. El alcohol contiene, además, cadaverina y otras aminas que liberan histamina endógena. En definitiva, es más que recomendable eliminar su consumo.
- *Alimentos fermentados*: tofu, miso, tamari, tempe o chucrut.
- *Pescados azules, mariscos y conservas*: salmón (fresco y ahumado), atún (fresco y en lata), mejillones, almejas, ostras, anchoas, gambas y langostinos.
- *Cefalópodos*: calamar, sepia o pulpo.
- *Embutidos y carnes preparadas*: salchichón, chorizo, mortadela, hamburguesas, salchichas y patés.
- *Frutas cítricas*: pomelo, mandarina, naranja, kiwi o piña.

- *Lácteos*: se debe evitar la ingesta de leches de origen animal, así como eliminar el consumo de quesos —sobre todo de los curados—, yogures y mantequilla. También es importante recordar que muchos productos alimenticios industriales los incluyen en su formulación, por lo que siempre es recomendable mirar el etiquetado nutricional.
- *Precocinados y bollería industrial*: no se recomiendan en ningún tipo de dieta; aun así, merece la pena recordar que tampoco son aptos para una dieta baja en histamina.
- *Frutos secos*: nueces, avellanas, pistachos o almendras. A pesar de ser muy saludables, los eliminaremos de la dieta.
- *Condimentos y aditivos*: también son un punto clave y debemos eliminar en especial el vinagre, la salsa de soja, el glutamato monosódico (presente en muchos *snacks*), la canela, el curry, los sulfitos y nitritos, así como algunos colorantes.
- *Clara de huevo y garbanzos*: estos alimentos también contienen histamina, así que se recomienda eliminarlos en la etapa inicial y en casos más graves.
- *Otras frutas y verduras*: por otra parte, debemos valorar si eliminar o simplemente restringir la ingesta de otras frutas y verduras, como son el tomate, el calabacín, la berenjena, el pepino, el aguacate, las fresas y la papaya, pues en ocasiones su eliminación total no añade ningún beneficio.

La lista de los alimentos ricos en histamina puede servir de referencia para saber qué alimentos evitar; sobre todo en fases de sintomatología aguda, se ha de tener en cuenta que la histamina presente en un alimento en concreto puede variar de forma significativa.

También debemos reparar en aquellos alimentos que favorecen la liberación de histamina endógena o son bloqueadores de la enzima DAO, puesto que pueden influenciar en la manera como se desarrollan los síntomas.

	Altos en histamina	Liberadores de histamina	Bloqueadores de la DAO
Alcohol	Cava, vino tinto, vino blanco, cerveza	Vino, cerveza, destilados, cava	Vino, cerveza, destilados
Carnes	Procesadas y curadas: salchichón, chorizo, hamburguesas	Carne de cerdo	
Pescados	Fermentados y ahumados: sardina, anchoas, caballa, arenque, atún	Marisco, pescado azul	
Fermentados, enlatados y encurtidos	Chucrut, pepinillos en vinagre, salsa de pepinillos, salsa de soja		
Quesos curados	Parmesano, Gouda, suizo, cheddar		
Lácteos fermentados	Yogur, kéfir, suero de leche		
Cereales	Trigo y derivados: pan, pastas, harinas, cereales, pizzas, bollería	Trigo y derivados: pan, pastas, harinas, cereales, pizzas, bollería	
Legumbres	Garbanzos, soja, cacahuetes		

Frutos secos	Nueces, avellanas, pistachos, almendras		
Frutas	Fresas, cítricos	Frutas cítricas, fresones, piña, kiwi	
Verduras	Tomate y productos con tomate, espinacas, calabacín, calabaza, pepino	Tomate, champiñones, setas	
Aditivos, condimentos y cacao	Vinagre, canela, chocolate	Chocolate y aditivos alimentarios: glutamato, benziato, algunos colorantes (amarillo E-102 y E-110, rojo E-124, amarante E-123), sulfitos, nitritos	Cacao
Huevo		Clara de huevo	
Otras bebidas			Café, té, bebidas energéticas

Con tal de facilitar a Carmen la diferenciación entre los alimentos permitidos y los restringidos, le preparé una tabla para que con una simple ojeada tuviera claro, especialmente, qué alimentos eliminar de la dieta.

Esta tabla se puede utilizar como referencia general, aunque siempre hay que tener en cuenta la situación de cada persona en particular.

	Permitidos	Restringidos
Cereales	Arroz, avena sin gluten, quinoa, teff, amaranto, maíz	Pan y féculas con colorantes, conservantes y levaduras artificiales
Legumbres	Lentejas, guisantes, alubias, azukis	Garbanzos, soja fermentada, soja, bebida de soja
Frutas	Albaricoque, chirimoya, cerezas, melocotón, frambuesas, granada, moras, manzana, melón, uva, mango, pera, sandía	Fresas, mandarina, piña, naranja, papaya, ciruela, kiwi, pasa, dátil
Verduras y hortalizas	Vegetales frescos o congelados sin aditivos	Berenjena, espinacas, tomate y productos con tomate, pepino, calabaza, calabacín
Lácteos	Quesos frescos (prestar atención, es un alimento fermentado)	Leche de vaca, mantequilla, yogur, quesos curados
Pescados	Blancos frescos	Azules, mariscos, conservas, ahumados
Carnes	Ternera, pollo, conejo, pavo, cordero	Ahumados, cerdo, embutidos, procesados de carnes
Huevos	Yema	Clara
Dulces y otros	Azúcar moreno, miel, estevia, azúcar de coco	Productos hechos con colorantes, levaduras artificiales, conservantes, cacao, margarina, bollería, chocolate
Condimentos	Orégano, albahaca, cúrcuma, menta	Vinagre, salsa de soja, salsa de tomate, curry, mostaza
Bebidas	Agua, infusiones	Alcohol (vino, cerveza, cava), café, té

Dieta de cinco días

Vistas las recomendaciones generales, era importante poner un buen ejemplo a Carmen con el fin de proporcionarle las herramientas necesarias para iniciar este cambio de alimentación, y mantener así unos niveles bajos de histamina que dificultaran el bloqueo de la DAO.

	Lunes	Martes	Miércoles	Jueves	Viernes
Desayuno	Yogur de coco con copos de maíz + Arándanos	Tostadas sin gluten con queso fresco	Yogur de coco con copos de avena sin gluten + Arándanos	Tostadas sin gluten con AOVE + Manzana	Tortitas de avena sin gluten + Frambuesas con miel
Almuerzo	Manzana	Cerezas	Peras	Sandía	Manzana
Comida	Ensalada de canónigos y granada + Brochetas de pavo con cebolla y zanahoria	Ensalada de endivias + Lentejas estofadas LOWHIST*	Lubina al horno con patatas chips y espárragos	Cogollos a la plancha + Arroz caldoso con verduras LOWHIST	Ensalada de rúcula y zanahoria + Guisado de pollo con patatas
Merienda	Galletas de avena sin gluten	Yogur de coco	Manzana al horno con canela	Tortitas de maíz	Yogur de coco
Cena	Verduras al vapor LOWHIST + Merluza a la plancha	Crema de coliflor + Salteado de alcachofas con ajos tiernos	Wok de ternera con verduras LOWHIST	Ensalada de canónigos + Lenguado a la plancha con brócoli	Crema de zanahoria + Pimientos rellenos LOWHIST

*Son verduras LOWHIST (bajas en histamina) todas las verduras menos la berenjena, las espinacas, el tomate y los productos con tomate, pepino, calabaza y calabacín.

Recetas

Cogollos a la plancha	
Ingredientes: • 2 o 3 cogollos • ¼ de pimiento verde • ¼ de cebolla tierna • 5 g de cebollino • 10 ml de aceite de oliva virgen extra • sal • orégano	*Preparación:* 1. Para empezar limpiamos los cogollos y eliminamos las hojas externas, que están más dañadas; nos quedamos con el corazón y lo reservamos. 2. Después cortamos el resto de las verduras en dados pequeños (*brunoise*); las colocamos en un bol y le añadimos el aceite de oliva y el orégano. 3. A continuación preparamos una sartén a fuego medio; cortamos los cogollos por la mitad, los ponemos en la sartén con un poco de aceite de oliva (para evitar que se peguen) y los cocinamos hasta que se doren. 4. Por último colocamos los cogollos en un plato y los servimos con el aliño que hemos preparado.
Esta receta es ideal para acompañar cualquier tipo de pescado o carne, o como primer plato.	

Salteado de alcachofas con ajos tiernos

Ingredientes:
- 2 alcachofas
- 1 manojo de ajos tiernos
- 1 zanahoria
- 1 ajo
- aceite de oliva virgen extra
- sal
- pimienta

Preparación:
1. En primer lugar retiramos las hojas más externas de las alcachofas, hasta llegar a las que presenten un ligero color amarillo. Después pelamos el tallo hasta quedarnos con la parte más tierna, cortamos las puntas de las alcachofas y, por último, las troceamos en cuartos.
2. Reservamos las alcachofas en agua con perejil y hielo para ralentizar la oxidación y que queden tan blancas como sea posible.
3. A continuación limpiamos y pelamos los ajos tiernos, la zanahoria y el ajo; los cortamos.
4. Para terminar, ponemos los ajos tiernos, el ajo, las alcachofas y un poco de sal en una sartén caliente con aceite de oliva y lo salteamos todo hasta que esté cocinado. Antes de servirlo, podemos añadirle un poco de orégano.

Wok de ternera y verduras

Ingredientes:
- 75 g de ternera
- 150 g de coliflor
- 50 g de zanahoria
- 50 g de pimiento rojo y verde
- 25 g de cebolla
- especias: cúrcuma, comino y albahaca
- sal
- aceite de oliva virgen extra

Preparación:
1. En primer lugar cortamos la zanahoria, el pimiento, la cebolla y el lomo en dados pequeños. Por otra parte, rallamos la coliflor y la reservamos en un bol. En este caso, la coliflor rallada es la que aportará al plato el aspecto de cuscús.
2. A continuación salteamos las tiras de ternera en una sartén con un poco de aceite de oliva. Cuando el lomo esté un poco cocido, ponemos las verduras cortadas (zanahoria, pimiento y cebolla) y lo salteamos todo junto.
3. Después añadimos las especias, la sal y, por último, la coliflor. Lo cocinamos todo durante 3 minutos más, y listo. ¡A disfrutar!

Este plato es ideal para comer la coliflor de otra forma y sin darle un sabor demasiado fuerte al plato.

Desenlace del caso

Tras tantos intentos fallidos y visitas a distintos especialistas, alcanzamos nuestro propósito. Primero, había que hacer un buen diagnóstico de toda la problemática que tenía Carmen; una vez disipadas las dudas, ya no tuve problemas en pautar una alimentación adecuada para su situación.

Fue increíble ver que en tan solo dos semanas empezaron a remitir las alergias de Carmen, algunos dolores de espalda que pensaba que eran tensionales, el malestar digestivo que le causaba dolores de estómago y gastroenteritis, y también los frecuentes dolores de cabeza que sufría desde la adolescencia.

Además del tratamiento dietoterapéutico, consideramos que sería una buena idea tener siempre a mano suplementos nutricionales de DAO, por si en alguna ocasión se veía obligada a comer algún alimento rico en histamina. Esto no es nada descabellado, ya que en muchos acontecimientos sociales —como puede ser la boda de un amigo— no se nos brinda la posibilidad de elegir aquello que comemos. Así pues, nos viene como anillo al dedo para estas situaciones.

Si ayudar a las personas a mejorar su salud es lo que me apasiona de mi profesión, cuando se trata de familiares y amigos nada me hace más feliz.

GASTRITIS

Ayudar a los demás se convierte en una prioridad cuando te dedicas a la salud. Tras doce años de consultas, todavía puedo decir que, a día de hoy, no han existido dos casos iguales; algunos tienen similitudes, pero las peculiaridades de cada persona nos hacen poner en marcha una maquinaria que no se enseña en ninguna universidad dedicada a la salud: la creatividad. Parece mentira, pero en nutrición no solo es muy importante tomar las mejores decisiones para que el paciente mejore su patología, sino que también resulta imprescindible que la pauta instaurada sea, dentro de su afección, lo más atractiva posible y, desde luego, que se pueda llevar a la práctica. Me refiero a pasar de la ciencia a la gastronomía (ciertamente, otra ciencia más). Dar al paciente las herramientas adecuadas con objeto de presentarle una pauta a seguir es tan necesario como las recomendaciones sobre salud que se le plantean en consulta. Por eso no tiene nada de banal facilitar al paciente recetas e ideas gastronómicas que le ayuden a seguir la dieta, aunque —dadas las limitaciones de cada patología—, en muchas ocasiones, la cosa se complique por la dificultad de plantear unos menús apetecibles.

Y es que el caso que tratamos en este capítulo aborda una patología que limita mucho nuestra creatividad, porque para lograr una rápida recuperación hay que realizar una dieta muy restrictiva. Con ello, nos vemos atados de pies y manos a la hora de establecer una alimentación adecuada, pues esta lo tiene todo menos variación. En definitiva, al principio nos resulta difícil ofrecer al paciente una dieta divertida dentro de las limitaciones de su patología.

El caso de Juan seguramente te resulte familiar, pues todos tenemos a alguien alrededor que lo ha sufrido. Tras una etapa de estrés laboral y familiar, Juan detectó algunos síntomas gástricos a los cuales no les dio mucha importancia en un principio; sin embargo, poco a poco empezaron a empeorar su calidad de vida, puesto que tras cada comida experimentaba fuertes dolores de estómago, así como una sensación de quemazón en la garganta.

Parecía que todo le sentaba mal; aunque tratara de comer saludablemente, no había manera y cada vez se alargaba más la lista de alimentos que su cuerpo rechazaba. Así pues, decidió darle la importancia que merecía tal situación y acudió al médico para salir de dudas acerca de su estado de salud y, por supuesto, para ver si había alguna manera de hacer desaparecer las molestias.

Tras varias consultas y análisis, su médico le diagnosticó una gastritis causada por una bacteria llamada *Helicobacter pylori*. En poco tiempo consiguieron localizar la causa y el efecto.

Además del tratamiento farmacológico, su médico le aconsejó acudir a un nutricionista con el fin de acompañar la pauta instaurada con una dieta adecuada, y favorecer así una recuperación más rápida y efectiva.

¿Qué es la gastritis?

Para empezar a familiarizarnos con el caso de Juan, es importante saber qué es y cómo se desarrolla una gastritis.

Esta patología engloba un conjunto de enfermedades que tienen la inflamación como denominador común, e incluso son susceptibles de producir lesiones en la mucosa que recubre las paredes del estómago; puede producirse por factores exógenos o endógenos.

Atendiendo a la duración de la gastritis, podemos distinguir dos tipos:

- *Gastritis aguda*: surge de manera puntual y dura un corto período de tiempo.
- *Gastritis crónica*: se origina lentamente y puede llegar a durar largos períodos de tiempo, incluso años.

Además de distinguirse según su duración, la gastritis se clasifica siguiendo otros criterios, sin que exista consenso alguno sobre cuál de ellos es el más adecuado.

Con objeto de mostrar aquí una de estas clasificaciones, he elegido el método basado en criterios etiológicos, endoscópicos y patológicos, en el que podemos diferenciar entre:

Gastritis erosiva y hemorrágica

Este tipo de gastritis presenta una ulceración en la mucosa de la pared gástrica, la cual se debe a que las mucosas protectoras del estómago se encuentran debilitadas; eso altera su permeabilidad y favorece el paso de los ácidos. Cuando surgen úlceras, es frecuente que vayan acompañadas de sangrado. Este tipo de gastritis se relaciona frecuentemente con un abuso del tabaco, el alcohol o los fármacos gastrolesivos (como los AINEs, antiinflamatorios no esteroideos).

Gastritis no erosiva o no específica

En este caso, la superficie protectora del estómago está dañada por una pérdida de las glándulas mucosas, que muestran nódulos y pliegues mucosos gruesos. La causa más común de este tipo de gastritis es la infección por *Helicobacter pylori;* y, en menor medida, puede tener su origen en la gastritis autoinmune. Puesto que en la gastritis no erosiva son frecuentes la aparición de déficits de vitaminas y minerales o los problemas de malabsorción, en este punto es donde fijamos todos nuestros objetivos con tal de ayudar a Juan.

Gastritis de tipo específico

Las gastritis específicas incluyen aquellas que están causadas por infecciones bacterianas, virales, parasitarias o micóticas (infección por hongos), además de otros tipos en los que cada uno de ellos cursa con unas características distintas.

La prevalencia de la gastritis a nivel mundial es realmente sorprendente, ya que afecta a alrededor de un 25 % de la población, y la causa principal es la infección por *H. pylori* en un 90 % de los casos. Sin embargo, es difícil calcular su prevalencia real, porque, tal como sucede con otras patologías, no todas las personas que la sufren desarrollan sintomatología.

Según algunos estudios epidemiológicos, la infección por *H. pylori* y la posibilidad de desarrollar una gastritis va en aumento, también entre la población de menor edad y especialmente en países en vías de desarrollo.

Causas

Existen muchos tipos de gastritis, como hemos podido observar, y lo mismo ocurre con las causas o factores de riesgo que pueden llevarnos a sufrirla.

Entre ellas debemos destacar las **transgresiones en la dieta,** ya sea por comer en cantidades superiores a las que necesitamos o bien por la ingesta —también en demasía— de alimentos susceptibles de ir dañándonos la mucosa estomacal, como por ejemplo aquellos más ácidos.

El consumo de **determinados fármacos** es especialmente peligroso para las paredes del estómago, y existe un grupo de fármacos potencialmente erosivos, como son los antiinflamatorios no esteroideos comunes: el ibuprofeno, el naproxeno y la aspirina. Los tratamientos prolongados con ellos pueden potenciar los efectos de dicha erosión; por eso, en muchas ocasiones se recetan junto a protectores estomacales y siempre se recomienda no tomarlos con el estómago vacío.

El **alcohol y otras sustancias nocivas** pueden ir dañando las mucosas gástricas, de manera que se vuelvan más vulnerables a los propios jugos digestivos. Así pues, su consumo crónico aumenta significativamente las probabilidades de sufrir una gastritis aguda.

El **estrés**, tanto si es físico o emocional como si proviene de alguna cirugía o lesión, también puede ir alterando las paredes del estómago y causarle daños.

El **tabaco** también se asocia a la gastritis, pues posiblemente la nicotina y los productos tóxicos que contiene aumenten la producción de ácido clorhídrico en el estómago y acaben dañándolo.

Además, la **edad** también es un factor importante, puesto que con el paso de los años la capa protectora del estómago tiende a la delgadez y esto nos brinda una mayor posibilidad de presentar infecciones bacterianas y trastornos autoinmunes.

En este sentido, es también importante destacar la aparición de gastritis por **enfermedades autoinmunes**, las cuales devienen en una inflamación crónica de la mucosa gástrica y en una producción de anticuerpos que destruyen las células parietales.

Sufrir **reflujo biliar al estómago** puede incrementar el riesgo de gastritis. En este caso, el origen está en un cierre inadecuado de la válvula pilórica, por lo que la bilis puede fluir hacia el estómago y producir una inflamación de la mucosa que lo recubre.

Las **infecciones víricas,** sobre todo en aquellas personas inmunodeprimidas, también constituyen una causa potencial. Entre las más comunes, destacan el citomegalovirus y algunos virus más del herpes.

Pero, sin duda, es la infección por *H. pylori* la causa más común de las gastritis. En ella profundizaremos aquí, pues combatir esta bacteria fue la estrategia en el caso de Juan.

La *Helicobacter pylori*

La *Helicobacter pylori* es una bacteria gram negativa con forma helicoidal que está presente en el estómago de los humanos. Puede resultar difícil de entender cómo es posible que un organismo vivo subsista en un entorno tan hostil como puede ser el medio ácido del estómago, pero todo tiene explicación. La *H. pylori* es capaz de secretar una enzima llamada «ureasa» que transforma la urea en amoníaco y dióxido de carbono, los cuales neutralizan la acidez del estómago, y de esta manera logra sobrevivir en tales condiciones. El amoníaco que produce puede dañar las paredes del estómago, llegando a ocasionarle ulceraciones.

Llama la atención que una gran parte de la población sufra infección por *H. pylori* —en concreto, más de un 50%—, y la mayoría de los afectados no lo sepan, pues la bacteria puede producir sintomatología o no. De esta forma, hay quienes lo pasan mal por la intensidad de los dolores e incluso debido a las úlceras, mientras que otras personas no tienen sintomatología alguna.

La infección por *H. pylori* que no sea tratada de forma adecuada puede derivar en otros problemas digestivos, como la gastritis, las úlceras gástricas e incluso el cáncer de estómago, aunque este es menos frecuente. Por eso es importante acudir al médico ante cualquier sintomatología para que evalúe si hay una infección, pues, como vemos, es más común de lo que pensamos.

Diagnóstico

El diagnóstico siempre comienza con una historia clínica basada en las manifestaciones clínicas o la sintomatología expresadas por el paciente, que pueden levantar sospechas sobre una posible infección. En este caso, el estilo de vida y sus hábitos de consumo —como son el de alcohol, tabaco u otros irritantes—, pueden llevar al médico a solicitar más pruebas para comprobar si existen daños en el estómago y por qué son causados.

Para la detección de una gastritis existen varias pruebas:

- *Análisis de sangre*: mediante un análisis de sangre se evalúa el estado general de salud del paciente. En concreto, permite detectar posibles carencias de nutrientes que indiquen que algo sucede. Por ejemplo, una gastritis que produzca alteración en el estómago puede causar sangrados, esto hace que desciendan los niveles de hierro en sangre y se produzca una anemia ferropénica. Además, también se podrían analizar los antígenos de *Helicobacter pylori,* aunque este examen solo determinaría si la bacteria ha estado en el cuerpo, pero no si en el momento actual se tiene la infección (el examen puede dar positivo durante años, aun cuando la bacteria esté erradicada).

- *Gastroscopia*: esta prueba nos permite observar el aparato digestivo superior a través de una cámara que se introduce mediante un tubo flexible. Es de mucha utilidad, puesto que permite comprobar y evaluar el estado interior del esófago, el estómago y el duodeno.
- *Biopsia*: mediante una biopsia también se podría hacer un estudio citológico para evidenciar la presencia o ausencia de *H. pylori* o de otras formas de gastritis.
- *Radiografía del aparato digestivo superior*: esta prueba proporciona imágenes en las que buscar posibles anomalías en el esófago, estómago y duodeno.
- *Análisis de heces*: es frecuente buscar sangre en heces para comprobar si existen úlceras en el estómago que causen hemorragias a nivel digestivo. Además, también es posible detectar la presencia de antígenos de *H. pylori*. Este es un método muy utilizado en niños.
- *Prueba del aliento*: sin duda, esta es la prueba más utilizada para detectar la presencia de *H. pylori*. Consiste en la medición de los niveles de dióxido de carbono en el aire que expulsamos. En el examen, se

miden primero los niveles de dióxido de carbono basal, es decir, antes de haber tomado nada. A continuación se ingiere una solución con urea, que es un producto de desecho que el cuerpo produce a medida que se descomponen las proteínas. Tras esperar unos 30 minutos, se hace una segunda medición de los niveles de dióxido de carbono. Entonces se analiza la diferencia entre ambas mediciones, para saber si la bacteria está presente en el cuerpo. Si lo está, producirá la *enzima ureasa*, que se encarga de degradar la urea. En este proceso de degradación, se produce el dióxido de carbono, que es excretado a través del aire espirado y por lo tanto podemos medirlo. Para la interpretación de los resultados, es importante saber que cuanto más altos sean los niveles de dióxido de carbono, mayor será la probabilidad de que la gastritis se deba a la presencia de la bacteria *H. pylori*. La prueba del aliento, además de ser una herramienta de diagnóstico, también sirve para confirmar que se haya tratado y erradicado la infección de forma completa. Por eso se suele recomendar su repetición unas semanas después de haber acabado el tratamiento.

Síntomas

Es posible que algunas personas con gastritis no presenten sintomatología, pero lo más frecuente es que a uno le aquejen varias molestias, como son:

- *Dolor abdominal, calambres y molestias.*
- *Ardor de estómago.*
- *Sensación de acidez.*
- *Mal aliento o halitosis.*
- *Inapetencia o ausencia de hambre y sensación de plenitud (aunque no se haya comido en abundancia) después de las comidas*: puede llevar a la pérdida de peso.
- *Náuseas y vómitos.*
- *Heces de color oscuro y vómitos con sangre*: esto sucede en el caso de que la gastritis cause sangrado en la mucosa de la pared gástrica por ulceraciones.
- *Cansancio, mareos y falta de aliento*: posiblemente a causa de una anemia derivada de una pérdida de nutrientes esenciales.

En cuanto a la sintomatología, existe una diferencia entre una gastritis aguda y una crónica.

La **gastritis aguda** comienza de forma brusca, en especial después de una comida abundante o bien tras la ingesta de alcohol. Puede producir dolor y ardor estomacal, e ir acompañada de náuseas y vómitos o también de diarrea, la cual se asocia, asimismo, a una inflamación del intestino. Además, en el caso de que existan úlceras estomacales por daños en la pared del estómago, se puede producir un sangrado que tal vez sea visible en las heces (en estos casos, se tiñen de un color más oscuro de lo habitual), o incluso cabe la posibilidad de tener vómitos con sangre.

La **gastritis crónica** no acostumbra a presentar sintomatología o, si se da, es muy baja. Generalmente causa digestiones pesadas, a las cuales no solemos dar importancia. Como se produce una alteración de las paredes del estómago —concretamente, una atrofia—, esta puede derivar en la incapacidad del cuerpo para absorber la vitamina B$_{12}$, algo susceptible de causar una anemia perniciosa y alteraciones neurológicas. Una gastritis atrófica puede presentar, además, manifestaciones de enfermedades autoinmunes, como son alteraciones en la función tiroidea (hipotiroidismo) o de las de las paratiroides (hipoparatiroidismo), vitíligo, o incluso una hipogammaglobulinemia (un número bajo de anticuerpos en sangre).

Complicaciones

Por un lado, es probable que la gastritis crónica afecte de forma importante la calidad de vida de quien la padece, ya que los síntomas pueden producir un estado de malestar general que interfiera con la rutina diaria y, en caso de que la gastritis no sea tratada de la forma adecuada, cabe la posibilidad de que se produzcan úlceras y hemorragias estomacales.

Muchas veces, las úlceras son causadas por la infección de *H. pylori* o el consumo excesivo de antiinflamatorios no esteroideos (AINEs). También hay otros factores de riesgo susceptibles de influir en la aparición de las úlceras, como son el tabaco, el alcohol o algunas patologías.

Las úlceras pueden generar diversos síntomas gastrointestinales, desde un dolor epigástrico y náuseas, hasta sangrados. Sin embargo, con frecuencia las personas con úlceras son asintomáticas, y por eso no saben que las tienen.

También es importante conocer que algunos tipos de gastritis crónica podrían aumentar el riesgo de cáncer de estómago; aunque eso es menos frecuente, siempre debemos tenerlo presente por la gravedad que conllevaría.

Acerca de los tratamientos

El tratamiento aplicado a una gastritis dependerá de la causa que la produzca. De esta forma, una gastritis aguda causada por medicamentos antiinflamatorios, tabaco o alcohol mejorará fácilmente en cuanto se dejen de consumir las sustancias que la causan.

Tratamiento farmacológico

Además de la eliminación de aquellos factores exógenos que pueden estar causándola, contamos con distintos tratamientos farmacológicos, entre ellos se cuentan:

- *Medicamentos antibióticos para tratar la* Helicobacter pylori: para erradicar la *H. pylori,* se suele utilizar una combinación de antibióticos junto con un fármaco antisecretor —como el omeprazol—, porque es un medicamento que disminuye la formación de ácido en el estómago. En cuanto a la duración del tratamiento, es muy variable, puede llegar a durar

días o semanas y no siempre es efectivo en el primer intento.
- *Medicamentos inhibidores de la secreción ácida gástrica (antisecretores)*: dentro de este grupo de fármacos se incluyen los inhibidores de la bomba de protones y los bloqueadores de ácido:
  - *Inhibidores de la bomba de protones*: reducen la secreción ácida mediante el bloqueo de la acción de las células que producen el ácido. Algunos ejemplos de estos fármacos son: omeprazol, lansoprazol y rabeprazol.
  - *Bloqueadores de ácido*: también conocidos como antihistamínicos H2, producen un bloqueo competitivo y reversible de los receptores de histamina. De esta forma se disminuye la cantidad de secreción ácida liberada al tracto digestivo. Podemos destacar la famotidina y la ranitidina.
- *Medicamentos neutralizantes de la secreción ácida (antiácidos)*: los fármacos antiácidos se encargan de neutralizar el ácido estomacal existente, lo cual puede aliviar el dolor a corto plazo. Por ejemplo: almagato, bicarbonato sódico y citrato sódico.
- *Medicamentos protectores de la mucosa*: estos fármacos favorecen la formación de la capa protectora de la mucosa gástrica o la secreción de factores protectores. Por ejemplo: sucralfato, dosmalfato, derivados de prostaglandinas y sales de bismuto.

Tratamiento nutricional

Acompañar el tratamiento de una gastritis causada por *H. pylori* (o incluso los que tengan otros orígenes) mediante la dietoterapia es, sin duda, la mejor estrategia para que la alimentación no estropee aquello que estamos intentando arreglar mediante la farmacología. Todo lo que ingerimos pasa inevitablemente por nuestro estómago, y los alimentos muy agresivos (ya sea por su acidez o textura) pueden causar más daños en la mucosa del estómago, dificultando de esta manera la recuperación del paciente y prolongándola en el tiempo.

Con objeto de englobar tanto el tratamiento de la gastritis aguda como el de la crónica, la dietoterapia se orientará a una alimentación lo más neutra posible para nuestro estómago, es decir, que sea de muy fácil digestión y que cubra las necesidades energéticas del paciente, las cuales pueden verse incrementadas por causa de la enfermedad.

Seguir una **dieta blanda**, en la que se vayan incorporando los alimentos paulatinamente a medida que el paciente se encuentre mejor, será la mejor estrategia para la recuperación.

En ocasiones, el término «dieta blanda» puede crear confusión, puesto que uno podría relacionarla con la textura de los alimentos; sin embargo, nos referimos a una dieta de fácil digestión (los alimentos pueden servirse en texturas líquidas, semisólidas y sólidas), en la cual se eliminarán los alimentos que actúen como estimulantes de la secreción gástrica o irritantes, como por ejemplo:

- alcohol
- café
- chile
- cebolla
- ajo
- pimiento
- alimentos que producen flatulencias (judías, coliflor, coles de Bruselas, legumbres)

Alimentos permitidos

Así pues, la variabilidad de la alimentación se ve muy reducida. A continuación se muestra una guía de los alimentos permitidos durante el seguimiento de la dieta blanda.

Grasas
Las grasas, en sí, no son muy recomendables. La mejor opción es utilizar aceite de oliva virgen extra en pequeñas cantidades y en crudo.

Cereales y tubérculos
Es importante señalar que, aunque siempre recomendamos cereales integrales por su alto contenido en fibra, en este caso la mejor opción son los cereales refinados. Queremos que el aparato digestivo trabaje lo menos posible y que no sufra daños por el contacto de la fibra con las mucosas. Por eso se recomienda que la dieta tenga el menor residuo sólido (fibra) posible.

Se recomiendan:

- pan blanco
- arroz
- pasta
- cuscús
- patata
- boniato

Huevos
Como la yema de huevo tiene un contenido graso que puede sentar mal, al principio se recomienda probar la clara; si no genera molestias, se puede introducir el huevo completo.

Verduras y hortalizas
Se evitará el consumo de verduras en crudo, por lo que las ensaladas no son, en un principio, lo más recomendable. Es preferible consumir las verduras cocidas, al vapor y al papillote. También en caldos y purés.

Las mejores opciones para comenzar son:

- zanahoria
- calabacín
- calabaza

Poco a poco se irá añadiendo más variedad, pero con mesura por si sientan mal.

Tubérculos
En cuanto a los tubérculos, pueden ser una buena opción para incrementar la energía en la dieta, podemos incluirle:

- patata
- boniato

Frutas
Es preferible tomarlas sin piel y, si es posible, cocinadas; por ejemplo, en compota (sin azúcares añadidos) o cocidas:

- manzana
- plátano maduro
- pera

Lácteos
Comprobar la aceptabilidad de lácteos como el queso fresco (sin sal) y los yogures desnatados (evitar los de sabores y los que tengan azúcares añadidos). Sin embargo, a algunas personas les sientan mal debido a su acidez.

Carnes
Elegiremos las carnes menos fibrosas, es decir, carnes blancas y con poco o nada de grasa, ni piel:

- pollo
- pavo
- conejo

Pescados
Elegiremos pescados blancos, que son aquellos que menos contenido en grasa tienen. Por ejemplo:

- merluza
- bacalao
- pescadilla
- lenguado

Alimentos desaconsejados

Como hemos visto, debo destacar que, en general, eliminaremos de la dieta aquellos alimentos ricos en grasas, azúcares y residuo sólido. Se desaconsejan los siguientes:

- pan, pastas y arroces integrales
- legumbres, por su alto contenido en fibra
- frutas crudas, ácidas y con piel
- verduras crudas y con un alto contenido en fibra
- carnes rojas
- embutidos y carnes procesadas
- pescados azules, por su contenido en grasas
- mariscos
- alimentos ultraprocesados
- leche y quesos curados (hay que probar la tolerancia)
- frutos secos
- alimentos grasos, salados y picantes
- café y té
- condimentos y salsas
- bebidas alcohólicas
- bebidas gaseosas y zumos

Métodos de cocinado

En la dieta blanda, las técnicas de cocción que utilizamos para preparar los alimentos son importantes.

Técnicas de cocción desaconsejadas en la dieta blanda

- *Frito, rebozado y salteado*: las grasas, como hemos visto, están desaconsejadas en la dieta blanda, por lo que debemos descartar las frituras, los salteados y los rebozados, que favorecen la absorción de las grasas en los alimentos y pueden sentar mal.
- *Horneado*: durante la cocción al horno, se produce una reacción en la superficie de los alimentos llamada «reacción de Maillard». Es esta la que aporta a los alimentos asados ese aroma y sabor tan característicos, pero también produce una costra en la superficie del alimento que puede dañar o irritar las paredes del tracto digestivo. Por estas razones es recomendable no utilizar esta técnica durante la realización de una dieta blanda.
- *Plancha*: cuando hablamos de cocinar a la plancha, siempre asociamos esta técnica de cocción a un método saludable; sin embargo, tal como sucede con el horneado, en la plancha también se produce la reacción de Maillard, y se forma asimismo esa costra en los alimentos que podría dañar las paredes del estómago.

Técnicas de cocción aconsejadas en la dieta blanda
Hacer una dieta blanda no es una cuestión de textura, aunque también podríamos aplicarle distintas texturas según las necesidades de cada paciente.

Las técnicas de cocción más indicadas para este tipo de dieta son aquellas que propicien que los alimentos no absorban grasas, sean fácilmente digeribles y contengan poca fibra; todo ello, con el fin de no lesionar el estómago.

- *Hervido*: los alimentos hervidos son muy suaves y de fácil digestión, por lo que hervir está muy indicado mientras sigamos una dieta blanda. Mediante esta técnica podemos cocinar prácticamente todos los alimentos: carnes, pescados, arroz, pasta, huevos, verduras, frutas y hortalizas. Cuando vamos a hervir un alimento del cual queremos preservar el sabor en su interior, es decir, si no queremos que los sabores salgan del alimento hacia el líquido de cocción, debemos introducirlo cuando el agua ya esté muy caliente. De esta manera el alimento se contraerá, conservando más sabor en su interior. En esta técnica de cocción también se incluyen los caldos y cremas, que son un recurso genial en la dieta blanda. Si haces un caldo, acuérdate de desgrasarlo antes de consumirlo. Para ello, solo necesitas atemperar el caldo y conservarlo en la nevera. En cuestión de dos o tres horas, la grasa subirá a la superficie (ya que su densidad es distinta a la del agua) y con ayuda de una cuchara podrás retirarla sin dificultad.

- *Papillote*: es una técnica de cocción muy recomendable, puesto que, al permitir cocinar los alimentos en sus propios vapores, no hay pérdida de vitaminas ni minerales por cesión al líquido de cocción. Consiste en envolver los alimentos en un papel de horno (dejando espacio para que los vapores fluyan) y cocinarlos al horno o al microondas. Podemos cocinar prácticamente todo tipo de alimentos al papillote, y eso lo hace muy versátil.
- *Vapor*: cocinar los alimentos al vapor es una gran elección, ya que, igual que la técnica del papillote, conserva mejor las propiedades de los alimentos. Mediante esta técnica, podemos cocinar todo tipo de alimentos; quedan muy ligeros y suaves, por eso se indica durante la dieta blanda.

Otras recomendaciones

En una dieta blanca para mejorar la gastritis hay que tener en cuenta otros aspectos que pueden ayudar en casos como el de Juan en su recuperación. Además de los alimentos ya indicados, lo que sigue también es importante:

- *Comer pequeñas cantidades y repartirlas en varias tomas a lo largo del día*: entre cinco y siete comidas al día evitarían una ingesta demasiado grande en una sola toma.
- *Comer despacio y masticar bien los alimentos*: si es necesario, no está de más contar las veces que masti-

camos o reposar los cubiertos en el plato tras cada bocado.
- *Reposar tras la comida*: hay que dejar reposar la ingesta, pero sin tumbarse después de comer, puesto que entonces podría haber reflujo y esto favorece la acidez.
- *La temperatura de los alimentos también importa*: hay que procurar no comer alimentos muy fríos ni muy calientes.
- *Mantener un estado de hidratación óptimo*: es importante, pero siempre procurando beber pequeños volúmenes de agua.
- *Eliminar el consumo de tabaco y alcohol*: puede sonar repetitivo, lo sé, pero este es un punto importante.

En algunos tipos de gastritis crónica, es posible que haya deficiencias nutricionales debidas a la dificultad de absorber nutrientes. Por tanto, quizá sea necesario recurrir a la suplementación. Con frecuencia se recomienda un suplemento de vitamina B_{12}, ya que pueden verse afectadas las células parietales productoras de factor intrínseco, imprescindibles para la absorción de la vitamina. También se suele recomendar la suplementación de hierro.

Mitos sobre la dieta blanda

Una de las dietas sobre la que más mitos se han creado es, sin lugar a dudas, la dieta blanda. En consulta es muy frecuente escuchar algunos de ellos, que, aunque parezca mentira, han calado profundamente en la sociedad; tanto, que al día de hoy se mantienen pautas que no son las más adecuadas cuando el estómago está dañado. Veamos, pues, algunos de esos mitos.

Refrescos desventados o bebidas formuladas especialmente para deportistas
Este tipo de táctica es quizá la que más me horroriza. Ya conocemos la cantidad de azúcar que contienen estas bebidas.

A diferencia de los refrescos, las bebidas para deportistas contienen sales minerales que llevan por objetivo la reposición de los electrolitos perdidos al realizar ejercicio físico. Estas sales están presentes en las concentraciones más adecuadas para la recuperación de los mismos. Así pues, las bebidas para deportistas no son comparables a un suero fisiológico; este, al ser utilizado para prevenir la deshidratación en caso de patologías, tiene un tipo de formulación totalmente distinto al de dichas bebidas. Por tanto, no tiene sentido utilizarlas como sustitutas del suero.

En cuanto a los refrescos, lo único que nos proporcionarán son mucho azúcar y, posiblemente, muchas sustancias gastrolesivas.

Jamón york
El jamón york es otro de esos alimentos que han gozado de una fama que no en todos los casos se merece.

Durante años se ha indicado en dietas blandas, pero debemos tener en cuenta que no todos los tipos de jamón cocido son iguales. Lo cierto es que el jamón york es una carne procesada a la que, por lo general, en su proceso de elaboración se le añade una proporción elevada de sal, azúcar y féculas, y tiene un bajo porcentaje de carne. Es importante asegurarse de que los alimentos que compramos sean de calidad.

En el caso de que tras unos días de dieta blanda se desee añadir un jamón, procura que sea uno cocido y de calidad, bajo en sal y aditivos, y con un alto contenido en carne, superior al 95 %.

Galletas maría
La afición a las galletas de este tipo es sorprendente; tanto, que a lo largo de los años hemos conseguido verlas como un alimento saludable, cuando realmente estamos ante un producto de bollería industrial con azúcares refinados. Por tanto, no solo se desaconseja en una dieta blanda, sino que además deberíamos reducir su consumo en una dieta saludable (normalizada).

Dieta de cinco días

Después de todas las pautas y consejos explicados a Juan, es una prioridad poner un ejemplo de cómo debe ser una dieta blanda, puesto que un paciente sin tal herramienta suele sentirse perdido ante una dieta tan restrictiva. Además, hay que recordar que se trata de una dieta progresiva, en la que se van introduciendo alimentos a medida que el paciente se recupera.

Los tres primeros días son los más restrictivos, y al cuarto podemos empezar a añadir más alimentos, siempre en función de cómo los acepte el cuerpo.

	Lunes	Martes	Miércoles	Jueves	Viernes
Desayuno	Pan blanco con AOVE + Infusión	Compota de pera con queso fresco (sin sal) + Infusión	Pan blanco con queso fresco + Infusión	Yogur natural con plátano maduro + Infusión	Tostada con plátano maduro + Infusión
Almuerzo	Compota de manzana	Plátano maduro	Yogur natural	Pan blanco con AOVE (sin sal)	Compota de manzana
Comida	Arroz con zanahoria y calabacín rallado	Pasta con pavo y zanahoria rallada	Bacalao con boniato al vapor	Cuscús con zanahoria, calabacín y pavo cocido	Lenguado con calabacín y patata asada
Merienda	Plátano maduro	Pan blanco con AOVE	Pera cocida	Calabaza asada	Yogur natural
Cena	Merluza con zanahoria al papillote	Hervido de patata, calabacín y calabaza	Crema de zanahoria con pollo hervido	Fideos en caldo de verduras y queso fresco	Hervido de patata y zanahoria con pollo

Infusiones: manzanillas, poleo, tila, rooibos.

Recetas

Arroz con zanahoria y calabacín rallado	
Ingredientes: • 70 g de arroz blanco • ½ calabacín • 1 zanahoria • 5 ml de aceite de oliva virgen extra	*Preparación:* 1. En primer lugar cocemos el arroz en agua o también podemos utilizar un caldo de verduras casero. 2. Lavamos y pelamos la zanahoria y el calabacín, y los hacemos un poco al vapor (en dos minutos ya estarán). 3. Una vez que tengamos cocido el arroz lo mezclamos todo, añadimos un poco de aceite de oliva virgen extra y ya lo tenemos listo.

Cuscús con zanahoria, calabaza y pavo cocido	
Ingredientes: • 50 g de cuscús precocido • 75 g de pavo • 1 zanahoria • 50 g de calabaza • aceite de oliva virgen extra	*Preparación:* 1. En primer lugar pelamos la zanahoria y la calabaza, y las troceamos en dados de aproximadamente un centímetro de grosor. 2. A continuación las cocemos en abundante agua; una vez hechas, las reservamos. 3. Para preparar el cuscús, tenemos que calentar unos 100 o 150 ml de agua o caldo de verduras y cuando esté caliente vamos añadiendo el cuscús (que viene precocido), además de una cuchara de aceite de oliva para que no se pegue. 4. Por último, mezclamos bien todos los ingredientes.

Compota de manzana	
Ingredientes: • 2 manzanas • canela	Preparación: 1. En primer lugar pelamos la manzana y la rallamos o cortamos en trozos pequeños. 2. La ponemos en un cazo y añadimos un poco de agua; la cocinamos a fuego medio con un poquito de canela para darle más sabor. 3. Por último, lo dejamos atemperar y servimos.
Si se tolera bien el yogur podemos acompañarlo con esta compota.	

Desenlace del caso

Tras una semana de tratamiento con una combinación de antibióticos y antiácidos acompañados de una dieta blanda, Juan comenzó a encontrarse mucho mejor, pues remitieron gran parte de los síntomas gástricos.

Antes de que terminara la primera semana, comenzamos a introducir nuevos alimentos en pocas cantidades, para comprobar si le sentaban bien, y también nuevas técnicas de cocción.

Pocas semanas después de finalizar el tratamiento farmacológico, Juan se realizó de nuevo una prueba para comprobar si la *Helicobacter pylori* había desaparecido. Aún recuerdo el disgusto que tuvo al descubrir que todavía seguía allí; no podía (y creo que no quería) creerlo, después del esfuerzo que había realizado.

A pesar de todo, tomó las fuerzas necesarias y se sometió a un nuevo tratamiento, si bien esta vez se acompañó de una dieta mucho menos restrictiva porque, al menos, la mucosa gástrica ya no estaba tan dañada.

En este segundo intento lo consiguió; en cuestión de un par de meses estaba en un perfecto estado de salud y sin sintomatología alguna.

Como Juan, muchas personas batallan con la *H. pylori*. A todas ellas les deseo mucha paciencia y les aconsejo que sigan adecuadamente tanto las pautas médicas como las nutricionales, porque es la manera de deshacerse de esta fastidiosa bacteria.

ÁCIDO ÚRICO

El trabajo en la consulta de nutrición me permite conocer cada día a más de una decena de personas, cada cual con su problemática y sus propias necesidades. Algunas de estas personas vienen porque se encuentran mal, pero su diagnóstico no está claro; otras acuden a mí con un diagnóstico detallado, pero no saben cómo adaptar la alimentación a su situación.

Cuando al paciente se le diagnostica una patología, se le suelen entregar tablas y recomendaciones que la mayoría de las veces resultan bastante complicadas de seguir. Si, además, su curiosidad lo empuja a buscar información en Google, ya se entra en el caos. En una búsqueda en internet, sea de lo que sea, siempre encontraremos una variedad de artículos, recomendaciones y guías que aconsejan pautas totalmente contradictorias entre sí y que suelen dejar al paciente en una encrucijada.

A los nutricionistas nos pasa un poco lo mismo. Cada día existen más estudios sobre nutrición y esto nos lleva a tener que decantarnos por aquellas conclusiones que nos parezcan más adecuadas para cada paciente.

Vicente acudió a la consulta gracias a la recomendación de otro paciente. Tras sufrir un severo ataque de gota, que lo obligó a acudir a urgencias, le diagnosticaron gota por una elevada concentración de ácido úrico. Vicente es una persona a la que no le gustan mucho las batas blancas, por lo que llevaba años sin hacerse un análisis de sangre y eso le impedía conocer su estado de salud.

La falta de conocimiento de su estado y el hecho de seguir con unos hábitos poco saludables lo llevaron a sufrir este episodio que lo obligó a tomar la decisión de cambiar algunos aspectos de su vida.

Al principio intentó hacerlo por su cuenta, pero encontrar tanta información lo confundía y desconcertaba a la hora de seguir las pautas para poder alcanzar su objetivo.

Finalmente decidió solicitar mi ayuda, muy a regañadientes porque, como no le gustaban mucho los sanitarios, no le apetecía volver a una consulta de otro «matasanos». El caso de Vicente es más que habitual, pues los profesionales sanitarios gozamos de cierta mala fama. Además, los nutricionistas somos los policías que te persiguen, te quitan las cosas buenas de la vida y te riñen si no alcanzas los objetivos marcados.

Así pues, el objetivo que me fijé con Vicente era doble o triple: había que reducir sus niveles de ácido úrico, cambiar sus hábitos y, cómo no, convencerlo de que la figura del nutricionista no se correspondía con la que él tenía en la cabeza. Para ello, mi primer objetivo fue crear un entorno de confianza y que Vicente comprendiera que, a partir de entonces, su objetivo era también el mío y que contaba con toda mi ayuda para conseguirlo, que no era policía sino su acompañante o guía y que no debía haber riñas si en algún momento no se alcanzaba el objetivo.

¿Qué son el ácido úrico, la hiperuricemia y la gota?

El ácido úrico es un compuesto químico formado por oxígeno, carbono, nitrógeno e hidrógeno. Es el resultado final de la metabolización de unas sustancias llamadas «purinas». Las purinas se pueden producir en nuestro cuerpo, pero también se obtienen de forma exógena a través de determinados alimentos y bebidas.

El ácido úrico obtenido se disuelve en la sangre y se elimina a través de los riñones junto con la orina. Sin embargo, en algunas ocasiones el cuerpo no es capaz de eliminar la suficiente cantidad de este ácido, y en otras, el cuerpo produce más ácido úrico de lo normal; las causas pueden ser varias.

En estos casos se da una acumulación de ácido úrico, que se refleja en unos niveles elevados en sangre; esto se conoce como «hiperuricemia». Se considera que hay hiperuricemia cuando los niveles de ácido úrico superan generalmente los 7 mg/dl.

Sus valores normales (que pueden variar de un laboratorio a otro) están comprendidos entre:

- 2,4 y 6,0 mg/dl en el caso de las mujeres
- 3,4 y 7,0 mg/dl para los hombres

Los niveles de ácido úrico dependen del balance entre su producción y excreción. El 90 % de las hiperuricemias es consecuencia de una menor excreción urinaria, y el 10 % restante se debe a una sobreproducción de ácido úrico.

Cuando los niveles de ácido úrico se mantienen elevados un tiempo prolongado, se pueden ir formando y acumulando cristales de urato monosódico, denominados «tofos gotáceos» o «tofos gotosos». Con frecuencia, estos cristales presentan aristas puntiagudas que se acumulan en las articulaciones y producen un ataque de gota, que consiste en un proceso inflamatorio caracterizado por un dolor intenso.

Por lo tanto, la gota es un trastorno causado por una hiperuricemia, ya que esta, con el tiempo, provoca la aparición de depósitos de urato en las articulaciones y en torno a ellas. Y, a su vez, puede dar lugar a la aparición de una artritis recurrente aguda o crónica.

En cuanto a la prevalencia de las enfermedades reumáticas en España, un estudio de la Sociedad Española de Reumatología estima que un 2,4 % de la población adulta sufre la enfermedad gotosa. Esto se traduce en unas 880.000 personas afectadas, una cifra que no debemos despreciar y que llama mucho la atención. Además, actualmente se observa un aumento de entre un 20 y un 25 % en la prevalencia de hiperuricemia en la población española.

Este incremento encuentra su respuesta en el importante cambio que ha habido en nuestra sociedad a efectos del estilo de vida y de los hábitos alimentarios; es decir, se debe a un aumento en el consumo de bebidas alcohólicas, de azúcar y de alimentos ricos en purinas (las cuales suelen ir asociadas a aquellos alimentos ricos en grasa, como la carne roja, el marisco y las vísceras). Este tipo de alimentación fomenta, asimismo, el aumento de peso y favorece la obesidad, que es un factor de riesgo de hiperuricemia.

La probabilidad de desarrollar un ataque de gota está relacionada directamente con la incidencia de la hiperuricemia. Así pues:

- 0,1 % cuando la concentración sérica de uratos es menor de 7 mg/dl
- 0,5 % para uremias de entre 7 y 8,9 mg/dl
- 5 % (aprox.) la uricemia es superior a 9 mg/dl

Como curiosidad, siempre solemos hablar de cómo unos niveles de ácido úrico elevados pueden alterar nuestro estado de salud; sin embargo, también es importante conocer que los niveles demasiado bajos del mismo —denominados «hipouricemia»— se han asociado con la aparición de algunas enfermedades neurodegenerativas como son el alzhéimer y el párkinson.

Causas y factores de riesgo

La hiperuricemia puede deberse a distintas causas que generan un desajuste entre la producción y la eliminación de ácido úrico en sangre.

La hiperuricemia y la gota se diferencian en dos grandes grupos según su origen:

- *En la hiperuricemia y gota primaria*:
  - Aumento en la producción de ácido úrico por la degradación de purinas, que puede ser de origen desconocido o por déficit de la fosfofrucoaldosa, deficiencia de la hipoxantina-guanina-fosforribosil transferasa, gluconeogenesis o hiperactividad de la fosforribosil-pirofosfato sintetasa.
  - Aumento en los niveles de ácido úrico porque los riñones no pueden eliminar eficientemente el ácido úrico de la sangre.
- *En la hiperuricemia y gota secundaria*:
  - *Medicamentos*: algunos pueden causar niveles altos de ácido úrico en la sangre.
  - *Condiciones endocrinológicas o metabólicas*: ciertas formas de diabetes o acidosis pueden causar hiperuricemia.

- *Muerte celular por ciertos cánceres o agentes quimioterapéuticos*: por lo general se debe a la quimioterapia, pero los niveles altos de ácido úrico también pueden aparecer antes de iniciar la quimioterapia.
- *Síndrome de lisis tumoral*: después de la quimioterapia, suele producirse una rápida destrucción celular, y puede aparecer el síndrome de lisis tumoral. El riesgo de adquirir este síndrome es mayor en pacientes que reciben la quimioterapia para combatir una leucemia, un linfoma o un mieloma múltiple, si la enfermedad está muy avanzada.
- *Enfermedad renal*: se da cuando el riñón es incapaz de eliminar el ácido úrico del sistema.

Algunas personas pueden vivir muchos años con niveles elevados de ácido úrico y sin desarrollar gota o artritis gotosa (artritis significa «inflamación en las articulaciones»). Solo cerca del 20 % de las personas con niveles altos de ácido úrico desarrollan gota, y algunas personas que la padecen no tienen niveles muy elevados de ácido úrico en la sangre.

Las principales causas de la aparición de una hiperuricemia son:

- *Antecedentes familiares de hiperuricemia*: en caso de tener algún familiar con la enfermedad gotosa, hace que tengamos más probabilidades de desarrollar la enfermedad, por lo que existe un factor de riesgo genético a tener en cuenta.

- *Edad y sexo*: en rasgos generales, las mujeres suelen tener unos niveles de ácido úrico más bajos, mientras que los hombres sufren con mayor frecuencia hiperuricemias y ataques de gota. Sin embargo, los casos de mujeres con esta patología aumentan a partir de la menopausia, y presentan unos valores de ácido úrico en sangre semejantes a los de los hombres. Por ello, a partir de esta etapa existe más probabilidad de que las mujeres sufran un ataque de gota, mientras que los hombres suelen desencadenar la patología en edades más tempranas.
- *Dieta*: una alimentación en la que predominen alimentos ricos en purinas puede favorecer la hiperuricemia, aumentando así el riesgo de padecer gota. Del mismo modo, algunas bebidas como la cerveza y los licores también pueden contribuir al aumento de los niveles de ácido úrico en plasma. No debemos obviar que los alimentos ricos en fructosa también son susceptibles de potenciar la hiperuricemia, ya que la fructosa puede participar en las vías de producción de ácido úrico.
- *Peso corporal*: sufrir obesidad o sobrepeso hace que nuestro cuerpo produzca más ácido úrico y que los riñones deban hacer un esfuerzo mayor para eliminarlo, de manera que se incrementan las probabilidades de formación de cristales de urato.
- *Patologías varias*: algunas complicaciones patológicas suponen un mayor riesgo de acumular ácido úrico y pueden llegar a producir gota. Ejemplos de ello son las enfermedades crónicas como la hipertensión

no controlada, la diabetes o enfermedades renales. También se ha relacionado la gota con algunos tipos de cáncer y enfermedades hematológicas que pueden aumentar los niveles de ácido úrico. En estos pacientes, la hiperuricemia se debe a una disminución de la filtración glomerular. Sin embargo, la incidencia de la gota en estos es baja, ya que aumenta la excreción del ácido úrico a nivel intestinal, regulando así el nivel de urato en sangre.
- *Traumatismos y cirugías*: se ha relacionado el hecho de haber sufrido traumatismo o haber tenido una intervención quirúrgica recientes con un mayor riesgo de sufrir un ataque de gota.
- *Algunos fármacos*: ciertos tipos de medicamentos utilizados frecuentemente para tratar diversas patologías pueden favorecer la acumulación del ácido úrico y producir hiperuricemia. Algunos ejemplos son los diuréticos de asa (furosemida, bumetanida y tormesida), los diuréticos tiazídicos (metolazona, hidroclorotiazida, indapamida y clortalidona) y el ácido acetilsalicílico (aspirina). Varios estudios sugieren que todos ellos disminuyen la excreción renal de urato. También se ha relacionado la aparición de la hiperuricemia con el consumo de otros fármacos como la ciclosporina A (que es un inmunosupresor), algunos antituberculosos (pirazinamida y etambutol) y la niacina.

El hecho de tratar esta patología mediante la dieta, promoviendo la pérdida de peso y una ingesta reducida de alimentos ricos en purinas, así como la eliminación de fármacos que fomentan el aumento de las mismas, ayudará al paciente a reducir considerablemente los niveles de ácido úrico en sangre y, con ello, el riesgo de sufrir un ataque de gota.

Diagnóstico

El diagnóstico de la hiperuricemia suele darse de manera casual porque, al no tener el paciente ningún tipo de sintomatología, hasta que no se realiza un análisis de sangre en el que se mide el ácido úrico no se conoce si existe o no un incremento de su concentración en sangre.

Los valores normales de ácido úrico en sangre se sitúan entre los 3,5 y los 7,2 mg/dl, y los valores por encima de 7 mg/dl se consideran hiperuricemia.

Mediante un análisis de orina podemos determinar también el pH y la presencia de cristales.

En el caso de sufrir un ataque de gota, el diagnóstico cursa de otra manera (como fue el caso de Vicente). Los síntomas aparecen como un dolor intenso y puede que exista inflamación; tras una primera exploración, el médico puede solicitar una serie de pruebas diagnósticas para asegurarse de que se trate de un ataque de gota.

En este caso, los **análisis de sangre** pueden crear confusión, puesto que cuando hay un ataque de gota, los niveles de ácido úrico en sangre puede que se presenten dentro de la normalidad —justo al contrario de lo que creeríamos— y estar ante un falso negativo. Por eso no se deben considerar como una prueba diagnóstica definitiva de gota.

Mediante la **prueba de líquido sinovial** se examina con el microscopio una muestra tomada para identificar la presencia de cristales de ácido úrico. Además, durante un ataque de gota agudo, el líquido sinovial presenta características inflamatorias que la hacen muy útil para diagnosticar la gota.

En una **radiografía** se pueden detectar posibles lesiones articulares, así como la presencia de tofos gotosos si además ya se ha ratificado mediante una prueba de líquido sinovial.

Al igual que una radiografía, mediante una **ecografía musculoesquelética** se pueden encontrar depósitos de cristales de urato. Esta es la prueba más utilizada en Europa y Estados Unidos.

La **tomografía computarizada de doble energía** es una prueba por imágenes que nos permite observar la presencia de cristales de urato sin necesidad de que exista inflamación. Se realiza en menos ocasiones debido al elevado costo que supone.

Síntomas y complicaciones

La hiperuricemia puede ser asintomática en sus inicios, de modo que no presente síntomas articulares, tofos o urolitiasis (cálculos en el aparato urinario).

A medida que va aumentando la concentración de ácido úrico en sangre, se pueden producir períodos con más sintomatología. Es en este punto donde puede darse un ataque de gota de forma repentina, apareciendo la siguiente sintomatología:

- *Dolor articular intenso*: aunque este dolor es muy representativo cuando aparece en el dedo gordo del pie y también es frecuente en rodillas, codos y tobillos, puede aparecer en cualquier articulación. Cuando ocurre en el dedo gordo del pie, se trata de una monoartritis de la primera articulación metatarsofalángica, más conocida como «podagra». El dolor suele ser más intenso las primeras horas tras su inicio.
- *Enrojecimiento e inflamación*: se dan en la zona donde se encuentran los cristales de ácido úrico. Esto provoca que las articulaciones se calienten, enrojezcan y se inflamen.
- *Reducción de la movilidad de las articulaciones*: se da sobre todo conforme avanza la enfermedad, y es una consecuencia de los puntos citados.
- *Molestias permanentes de las articulaciones*: persisten aun cuando el ataque de gota ha remitido.
- *Deformación de las articulaciones*: se debe a la presencia de una concentración excesiva de cristales de ácido úrico.

Aparte de presentar estos síntomas, el ataque de gota cursa con un malestar general, fiebre e incluso taquicardias. Tener unos niveles elevados de ácido úrico de forma mantenida durante un largo período de tiempo puede facilitar la aparición de otras patologías, de manera que la hiperuricemia deviene un factor de riesgo. Así pues, queda claro que es el principal factor de riesgo para padecer un ataque de gota; sin embargo, la hiperuricemia se asocia asimismo a la aparición de otras enfermedades, como son la insuficiencia renal, la diabetes tipo 2, enfermedades cardiovasculares, hiperlipemias y la hipertensión arterial.

Además pueden aparecer complicaciones como:

- *Nefropatía y cálculos renales*: si los niveles de ácido úrico son muy elevados se forman cristales de urato susceptibles de ir acumulándose en las vías urinarias. Esto puede causar una nefropatía y la formación de cálculos renales o piedras en el riñón. A su vez, estos cálculos pueden obstruir las vías urinarias y crear infecciones.
- *Gota recurrente*: se la denomina así cuando una persona sufre varios ataques de gota en un mismo año. De no tratarse adecuadamente con medicamentos que veremos a continuación, podría generar lesiones en las articulaciones.
- *Gota avanzada*: si no se trata la gota, es posible que se generen depósitos de cristales de urato visibles, los llamados «tofos». Se localizan debajo de la piel en diferentes zonas del cuerpo, como las manos, los dedos, los pies y los codos. En principio, estos tofos no tienen por qué ser dolorosos, pero en el caso de un ataque agudo pueden inflamarse y volverse más sensitivos.
- *Artritis gotosa*: la gota es susceptible de conllevar una lesión articular que aumenta el riesgo de desa-

rrollar artrosis, una enfermedad reumática que daña el cartílago articular.

Como vemos, dejar de lado el tratamiento destinado a mejorar los niveles de ácido úrico puede conllevar serias consecuencias.

Tratamiento farmacológico

En función de la sintomatología y según lo adecuada que sea la valoración de los beneficios y potenciales riesgos que puede aportar la medicación, hoy en día contamos con distintos tratamientos farmacológicos para disminuir los niveles de ácido úrico en sangre y, con ello, prevenir los ataques de gota, las eventuales artritis agudas y el resto de las patologías asociadas que hemos visto anteriormente.

Estos son algunos de los fármacos más utilizados en el tratamiento del ácido úrico:

- *Antiinflamatorios no esteroideos (AINEs)*: estos antiinflamatorios tienen la capacidad de disminuir la inflamación durante el ataque agudo a la vez que ayudan a prevenir futuros ataques. Dentro de este grupo se incluyen el ibuprofeno, el naproxeno sódico y el celecoxib.
- *Alopurinol*: es de los hipouricemiantes más prescritos para la prevención de la gota, especialmente en casos de hiperuricemia crónica asintomática.

- *Colchicina*: es un medicamento antigotoso indicado para prevenir ataques agudos de gota; provocan la disminución del ácido úrico en sangre y orina.
- *Corticosteroides*: pueden ser útiles para disminuir la inflamación y el dolor asociados a un ataque de gota agudo. Están especialmente indicados en los casos en que haya una contraindicación para la colchicina y los AINEs.

Diversos estudios recomiendan no tratar a los pacientes con hiperuricemia asintomática, debido a que no existen datos suficientes que demuestren una reducción de los episodios cardiovasculares y de la aparición de alguna enfermedad renal.

Tratamiento nutricional

Como en cualquier patología, un estilo de vida saludable es fundamental, ya que en él se abarcan factores modificables capaces de influir en el estado del paciente. De esta forma, una alimentación saludable y adecuada puede ayudar a mejorar la situación del paciente o evitar que empeore.

Como ya se ha mencionado, el ácido úrico es el producto final de la degradación de las purinas. Estos compuestos están presentes en alimentos que consumimos con frecuencia, por lo que si se quiere reducir el ácido úrico en sangre, es necesario disminuir la ingesta de alimentos ricos en purinas.

Alimentos ricos en purinas

Con frecuencia se dice que para disminuir el ácido úrico se debe reducir el consumo de mariscos y tomate, pero las purinas están presentes en muchos otros alimentos, como se demuestra en la siguiente tabla, en la que se expresa la cantidad de ácido úrico en mg que generan 100 g de alimento.

ALIMENTO	Contenido en ácido úrico (mg) que generan 100 g	ALIMENTO	Contenido en ácido úrico (mg) que generan 100 g
Vísceras		**Pescados**	
Mollejas	990	Anchoas	465
Riñones	290	Sardinas	360
Hígado	280	Atún	250
Sesos	195	Arenque	200
Callos	160	Salmón	170
Charcutería	145	Bacalao fresco	115
Caza	115	**Moluscos y crustáceos**	120
Carnes		**Quesos muy fermentados**	120
Carnes grasas	135	**Verduras**	
Extractos de carne	185	Espárragos	50-100
Pollo	110	Champiñones	50-100
Pavo	120	Espinacas	50-100
Pato	110	**Cereales**	
Leche	0-50	Integrales	50-100
Huevos	0-50	Germen y salvado de trigo	50-100
Legumbres	50-150	Avena	50-100
Frutas	0-50	Resto cereales	0-50

Si analizamos la lista de alimentos ricos en purinas, se evidencia que los que contienen mayor cantidad son las carnes y los pescados.

Teniendo esto en cuenta, una dieta vegetariana, exenta de carnes y pescados, parece interesante. De hecho, existen varios estudios que demuestran que este tipo de dieta mejora los niveles de ácido úrico en sangre.

Recomendaciones nutricionales

Para el tratamiento de la hiperuricemia y de cara a la prevención de la gota, se deberían tener en cuenta las siguientes recomendaciones a nivel nutricional:

Asegurar una buena hidratación
Esta es una de las recomendaciones por excelencia a la hora de disminuir los niveles de ácido úrico. Se aconseja una ingesta de líquidos de como mínimo 2,5 o 3 litros de agua diarios, ya que ayuda a diluir la orina y evitar, por tanto, la cristalización de los minerales que forman los cálculos.

Se ha demostrado que los pacientes con litiasis recurrentes de oxalato cálcico ven reducida la tasa de recurrencia en un 50 % si alcanzan un volumen urinario de dos litros al día.

Cuando hablamos de hidratación, también debemos tener en cuenta que no todas las bebidas están indicadas.

Se debe evitar el consumo de bebidas azucaradas, ya que la fructosa presente en ellas puede potenciar la producción de ácido úrico.

Además es importante evitar el consumo de bebidas alcohólicas —incluso sus versiones sin alcohol— y en especial la cerveza, por su contenido en purinas.

Poner atención al consumo de carbohidratos y fibra
Se recomienda comer más cereales y disminuir el consumo de alimentos ricos en azúcares simples, sobre todo los que contienen fructosa.

El salvado que hay en los granos enteros contiene ácido fítico, el cual se une con el calcio en el intestino y forma fitato cálcico; este último se acaba excretando por las heces y se disminuye la excreción renal del calcio.

Reducir la ingesta de legumbres
Las legumbres contienen purinas (50-100 mg/100 g) y hay que ser cautos en su consumo, reduciéndolo tanto en frecuencia como en cantidad. En el caso de hiperuricemias más graves, se recomienda dejar que sea el nutricionista quien evalúe los posibles riesgos o beneficios de integrarlas en la alimentación.

Reducir el consumo de las carnes rojas y vísceras
En vez de este tipo de alimentos ricos en purinas (entre las que también encontramos el hígado o el riñón), se recomienda el consumo de carnes blancas —como el pollo, el pavo y el conejo—, porque tienen un menor contenido de grasa y de purinas. Aun así, debemos controlar la cantidad y frecuencia de su consumo.

Disminuir el consumo de grasas saturadas
Este tipo de grasas se encuentra en carnes rojas, embutidos y ultraprocesados, así como en lácteos con altos contenidos de grasa, como podemos observar en la tabla.

Reducir la ingesta de pescado
En concreto debemos eliminar el pescado azul, como son sardinas, boquerones y anchoas, y también el marisco. Aunque son alimentos que nos aportan beneficios, también son ricos en purinas, por lo que en una dieta para controlar el ácido úrico hay que disminuir su consumo. En esta dieta se dará preferencia a los pescados blancos, por su menor contenido de grasa y purinas; como ejemplos, tenemos el lenguado, la merluza y el bacalao.

Potenciar el consumo de productos lácteos
En varias investigaciones se ha visto que los lácteos podrían actuar como protector frente a la hiperuricemia. Para disminuir el aporte de grasas saturadas, se podría optar por lácteos desnatados o semidesnatados. La leche, además, podría contener factores uricosúricos que favorecen la eliminación del ácido úrico.

Valorar el uso de suplementos de omega 3
Puesto que el omega 3 tiene un efecto antiinflamatorio, es beneficioso para los pacientes que padecen hiperuricemia. Además, debemos tener en cuenta que, al vernos obligados a reducir el consumo de pescados azules (fuente de omega 3), es posible que se necesite suplementación adicional.

Potenciar la ingesta de vitamina C
Se ha visto que la vitamina C puede ejercer un efecto protector frente la hiperuricemia y la gota. Está presente sobre todo en las frutas cítricas y en verduras como el pimiento rojo.

Valorar el consumo de café
En algunas investigaciones se afirma que se puede asociar el consumo moderado de café (unas dos tazas al día) con un riesgo menor de padecer hiperuricemia. Se ha visto que el descafeinado también puede ser efectivo, por lo que el efecto producido por el café no viene de la cafeína. Aun así, debe tenerse en cuenta que su consumo puede no ser recomendable si se padecen otras patologías.

Valorar el consumo de verduras y hortalizas
Algunas hortalizas tienen mayor contenido en purinas, por eso se debe reducir la ingesta de algunas en concreto, y si el nutricionista lo considera oportuno, eliminarlas (es decir, dependiendo de cada caso).

Las verduras con más purinas son los espárragos, los champiñones y las espinacas. Y llegados a este punto, hay que hablar sobre el tomate, tan denostado en las dietas para la hiperuricemia, ¿realmente se debe eliminar su consumo en las dietas enfocadas a reducir el ácido úrico? En realidad, su contenido en purinas no es elevado y por tanto no incrementa los niveles de ácido úrico. Aun así, todavía existe mucha confusión, incluso disparidad entre profesionales. Mi recomendación es seguir tomando tomate moderadamente, siempre que eliminemos aquellos alimentos que más purinas tienen, como son carnes rojas, pescados azules y mariscos.

Por el contrario, se ha visto, en estudios experimentales no concluyentes, que las alcachofas podrían ayudar a regular los niveles de ácido úrico; sin embargo, no se tienen datos suficientes como para aseverar tal afirmación.

En fin, es cierto que las verduras contienen fructosa y que esta puede aumentar los niveles de ácido úrico, pero también sabemos que su consumo resulta beneficioso; por tanto debe ser el facultativo quien decida cuáles eliminar o integrar en la dieta, mediante la valoración de sus posibles beneficios y perjuicios en relación a la concentración de ácido úrico.

Valorar el consumo de fructosa
Los alimentos ricos en fructosa podrían contribuir al aumento de los niveles de ácido úrico en plasma. La fructosa se encuentra en una gran variedad de alimentos; entre ellos, en diversas frutas y verduras. Además, también está presente en el azúcar de mesa y el jarabe de maíz, los cuales se usan como edulcorante para muchos alimentos procesados y bebidas.

Como la fructosa también es un componente de la fruta, se podría pensar que los pacientes con gota deberían disminuir el consumo de la fruta fresca. Aun así, algunos estudios indican lo contrario, es decir, no muestran una relación entre la ingesta de fruta y el aumento de los niveles de urato en plasma. Las piezas de fruta individuales tienen un contenido relativamente bajo en fructosa y, como son ricas en otros nutrientes como la fibra y la vitamina C, se piensa que podrían retrasar la absorción del ácido úrico o bloquear su metabolismo.

Por otra parte y de forma general, las personas que toman mucha fruta no suelen comer demasiados productos con fructosa añadida, por lo que su ingesta global de fructosa es menor que en otras personas. Es por eso que los estudios más recientes aún no reflejan con total claridad la posible asociación entre la fructosa y la hiperuricemia.

Las frutas que contienen menos fructosa por ración, son: el coco, la naranja, el melón, la mandarina, la nectarina, las cerezas, el pomelo, el aguacate y las moras. Se ha visto que la cereza podría tener un posible papel protector frente a la gota; la razón radicaría en que aumentan la excreción renal y tienen cierta acción antiinflamatoria.

Otras recomendaciones

Además de las recomendaciones a nivel nutricional, existen otras, relacionadas con el estilo de vida, que también deben tenerse en cuenta.

Como se ha mencionado anteriormente, el sobrepeso es un factor de riesgo para la hiperuricemia y la gota, por lo que la pérdida de peso sería recomendable de cara a mejorar los niveles de ácido úrico. Para fomentarla, un factor importante es la actividad física, además de regular la ingesta calórica. Por lo tanto, se recomienda adoptar un estilo de vida activo y realizar ejercicio físico con regularidad.

Es importante tener en cuenta la situación del paciente, porque si la gota ya se encuentra en un estadio avanzado, puede que su movilidad se vea dificultada e incluso resultar dolorosa.

Dieta de cinco días

Vistas las recomendaciones generales a fin de que Vicente las aplicara en su día a día, llegó el momento de proponer una dieta más concreta, para que tuviera un buen ejemplo de cómo debería ser su alimentación.

Además de evitar determinados tipos de alimentos (como son pescados azules, mariscos, carnes rojas y procesadas), es conveniente que la dieta promueva la pérdida de peso para lograr un descenso más efectivo de los niveles de ácido úrico.

	Lunes	Martes	Miércoles	Jueves	Viernes
Desayuno	Batido de yogur y fresas	Tostadas integrales con queso fresco y tomate	Yogur con copos de avena + Cerezas	Tostadas integrales con aguacate	Yogur con copos de maíz + Moras
Almuerzo	Naranja	Fresas	Plátano	Mandarinas	Fresas
Comida	Salteado de verduras con pollo	Ensalada de quinoa	Tallarines salteados con verduras	*Parmigiana* ligera	Ensalada de lentejas
Merienda	Frutos secos	Yogur con nueces	Frutos secos	Yogur con almendras	Naranja con canela
Cena	Crema de calabacín + Merluza al papillote	Ensalada de canónigos y granada + Tortilla de calabacín	Carpaccio de alcachofa + Ensalada de pollo y naranja	Lenguado a la plancha con judías verdes	Crema de verduras + Hamburguesa de pollo con berenjena

Recetas

Carpaccio de alcachofas	
Ingredientes: • 2 alcachofas • 20 g de queso parmesano rallado • perejil • 10 ml de aceite de oliva virgen extra • pimienta • sal gruesa • 1 limón	*Preparación:* 1. Para empezar, pelamos las alcachofas, retiramos las hojas exteriores más duras y también la parte exterior del tallo. Las sumergimos en un bol con agua y perejil. 2. Una vez que las alcachofas estén limpias, las cortamos en láminas muy finas. 3. Por último, colocamos las láminas de alcachofa en un plato y les añadimos un chorrito de zumo de limón, aceite de oliva virgen extra, sal, pimienta y el queso parmesano.
Este plato puede ser una opción deliciosa de entrante o como acompañamiento de otro plato.	

Parmigiana ligera

Ingredientes:
- ½ berenjena
- ¼ de cebolla blanca
- ½ zanahoria
- 200 g de tomate triturado
- 75 g de mozzarella
- 10 ml de aceite de oliva virgen extra
- 1 diente de ajo
- albahaca
- sal
- pimienta

Preparación:

1. En primer lugar cortamos la berenjena en rodajas y las cocinamos un par de minutos por cada lado en una sartén con aceite de oliva y un poco de sal y pimienta.

2. A continuación cortamos la cebolla y la zanahoria en brunoise (daditos pequeños), las metemos en una cacerola con un poco de aceite de oliva y el diente de ajo. Después le añadimos el tomate triturado, lo aderezamos con un poco de sal y cocinamos la salsa durante unos 15 minutos hasta que se reduzca.

3. Cuando tanto la berenjena como la salsa de tomate estén listas, podemos montar nuestra *parmigiana*.

4. Precalentamos el horno a unos 180 ºC; mientras tanto preparamos una bandeja de horno con papel vegetal. A la hora de formar la *parmigiana*, utilizamos las rodajas de berenjena, la salsa de tomate y la mozzarella en rodajas: intercalamos las rodajas de berenjena que cubriremos de salsa de tomate, con el queso.

5. Por último lo introducimos en el horno durante unos 10 minutos para que el queso se derrita. Sacamos nuestra *parmigiana* del horno, la dejamos enfriar unos minutitos, ¡y listo!

Batido de yogur y fresas	
Ingredientes: • 125 g de yogur desnatado • 150 g de fresas • menta	*Preparación:* 1. Para hacer esta receta solo necesitamos una batidora y en dos sencillos pasos tendremos hecho este delicioso batido. 2. En primer lugar lavamos las fresas y eliminamos el pedúnculo. 3. A continuación ponemos en el vaso de la batidora el yogur y las fresas; lo batimos hasta obtener una mezcla lo más homogénea posible. 4. Por último lo servimos con unas hojitas de menta, que le darán un toque especial.

Desenlace del caso

Tras dos meses de tratamiento, tanto farmacológico como dietoterapéutico, Vicente logró regular los niveles de ácido úrico y, por supuesto, el dolor que sufría en el dedo del pie a causa de los cristales de ácido úrico; tan intenso era que hasta le impedía utilizar su calzado habitual.

Además logró reducir el peso corporal, también gracias al ejercicio físico que poco a poco fue incorporando en su rutina a medida que le iba doliendo menos el pie.

En cuanto a mi tercer objetivo, he de celebrar que lo alcancé. Logramos trazar una relación profesional en la cual se sintió a gusto, sin riñas ni aleccionamientos: una relación de acompañamiento en la que bajo ningún concepto se sintió juzgado.

Muchos pacientes, como Vicente, tienen miedo de ser juzgados por sus hábitos. Nosotros, los profesionales de la salud, debemos corregirlos desde la información, aportar las herramientas adecuadas para facilitar la adherencia a la terapia y, sobre todo, personalizar los tratamientos con el fin de que el paciente pueda integrar las recomendaciones en su vida, sin que ello les suponga el más grande de los esfuerzos.

INTOLERANCIAS ALIMENTARIAS

Cada vez son más las personas que acuden a las consultas de los nutricionistas buscando una explicación y, por supuesto, una posible solución a una serie de sintomatologías que no pueden comprender.

Si echamos la vista atrás, parece que las intolerancias hayan llegado de repente. También es factible pensar que poco sabíamos de ellas y que, gracias a los estudios y avances en torno al mundo de la nutrición, cada vez conocemos más aspectos sobre las intolerancias y por eso, en la actualidad, se diagnostican más casos.

De hecho, en consulta es muy frecuente escuchar las historias de personas mayores que sufren algún malestar al ingerir determinados tipos de alimentos; y aunque eso les pase desde casi toda su vida, en el pasado nunca fueron diagnosticados de ningún tipo de intolerancia.

En este capítulo se engloban las dos intolerancias más

frecuentes en nuestra sociedad: la intolerancia al gluten y la intolerancia a la lactosa. Claro está que no son las únicas y que, por ejemplo, la intolerancia a la lactosa suele ir acompañada de una intolerancia a la fructosa.

Los casos que abordaremos en esta ocasión son los de María y Julia:

El caso de María es el de una chica joven, de veinte años, que acudió a mi consulta porque en los últimos cuatro años había ido perdiendo peso poco a poco; llegó a un punto en el que presentía haber perdido masa muscular y se notaba sin fuerza. Además, sufría continuos dolores de cabeza y le estaban empezando a salir unas extrañas erupciones en la piel. Esto último la alertó para acudir al médico y averiguar qué le sucedía.

En el otro caso, el de Julia, tenemos a una mujer de 55 años a quien desde hacía un tiempo y siempre tras el desayuno, se le venía el mundo encima debido a la serie de síntomas que la sobrecogían: rugidos y dolor estomacal, hinchazón y, en muchas ocasiones, diarrea.

Por todo ello, ambas decidieron venir a mi consulta con miras a mejorar la situación, después de que sus respectivos médicos les diagnosticaran una intolerancia al gluten a María y una intolerancia a la lactosa en el caso de Julia.

Antes de adentrarnos en sus respectivos casos, es importante aclarar la diferencia que existe entre una intolerancia alimentaria y una alergia alimentaria:

- *Alergia alimentaria*: es una respuesta de nuestro organismo en la que interviene el sistema inmunológico. El cuerpo interpreta que un determinado alimento o alguno de sus componentes es un invasor, de manera que genera una respuesta desproporcionada (lo que llamamos «reacción alérgica»), en la que el organismo libera sustancias como la histamina. Normalmente, las reacciones alérgicas cursan de manera rápida, ocasionando fiebre, tos, opresión en el pecho y falta de aire, vómitos, dolor de estómago, urticaria, inflamación y disminución de la presión arterial; en casos más graves puede provocar un *shock* anafiláctico que puede ser letal. Por este motivo, quien sufre una alergia alimentaria debe evitar por entero el contacto con el alimento causante de la alergia y llevar siempre encima un inyectable de adrenalina o epinefrina.

- *Intolerancia alimentaria*: esta afecta, sin embargo, al metabolismo de un determinado alimento o al de uno de sus componentes, y se diferencia de una alergia porque en la intolerancia no interviene el sistema inmunitario. La sintomatología más habitual son náuseas y vómitos, gastroenteritis, gases y distensión abdominal, dolor de estómago, irritabilidad y dolor de cabeza; sin embargo, la lista es mucho más larga.

INTOLERANCIA A LA LACTOSA

¿Qué es la lactosa?

La lactosa es un disacárido compuesto por dos azúcares simples: la glucosa y la galactosa; está presente en los lácteos, en especial en la leche.

Durante la digestión de alimentos con lactosa, el cuerpo empieza a descomponerla en el intestino delgado con la ayuda de una enzima denominada «lactasa», la cual es liberada por las células que recubren las vellosidades intestinales.

La lactasa actúa a modo de tijeras, dividiendo la molécula de lactosa en otras dos moléculas: una de galactosa y otra de glucosa; estas son de más fácil absorción, por lo que las células pueden captarlas para producir energía.

Lactosa → Lactasa + H₂O → Glucosa + Galactosa

La intolerancia a la lactosa se da cuando las células del intestino no sintetizan suficiente cantidad de lactasa, porque entonces el cuerpo no es capaz de degradar ni absorber la lactosa.

Esta lactosa que se ha absorbido en el intestino delgado pasa al intestino grueso y ahí es metabolizada por la microbiota bacteriana, la cual genera ácidos grasos de cadena corta y gases, fundamentalmente hidrógeno (H_2), metano (CH_4) y dióxido de carbono (CO_2). Estos gases son los responsables de los síntomas asociados a la intolerancia a la lactosa.

Esta intolerancia es de las más frecuentes; llama la atención su incidencia: diversos estudios apuntan a que un 80 % de la población mundial es intolerante a la lactosa.

Causas y factores de riesgo

Deficiencia primaria de lactasa o hipolactasia en adultos

Es la causa más común de la intolerancia a la lactosa o de su malabsorción y está relacionada con la genética. En este caso, el déficit de lactasa se da en el intestino, lo que implica que el intestino sintetiza la enzima en menor cantidad.

Se sabe que, con el paso del tiempo, la síntesis de la enzima lactasa va a menos, por lo que la intolerancia se podría desarrollar al cabo de los años. Por eso, en la mayoría de los casos se manifiesta en la adolescencia o en la edad adulta. Es más, los adultos solo tienen entre un 5 y un 10 % de la concentración de lactasa que poseían durante la infancia.

Deficiencia secundaria de la lactasa

La lactasa forma parte de la familia de las enzimas disacaridasas presentes en la mucosa intestinal. Esta enzima es la más superficial y sensible, por lo que cuando se altera la mucosa del intestino delgado, puede afectar a la actividad de la enzima, dando paso así a una deficiencia temporal.

La deficiencia secundaria de la lactasa se da como consecuencia de otra enfermedad de base o de una situación clínica. En este caso, los cambios en la mucosa intestinal causantes de la pérdida de la funcionalidad de la enzima pueden ser debidos a distintas causas, como por ejemplo:

- gastritis
- desnutrición
- infecciones por parásitos intestinales
- sobrecrecimiento bacteriano
- enfermedad inflamatoria intestinal
- diarreas persistentes

- celiaquía
- quimioterapia

En comparación con la deficiencia primaria, en la secundaria se suele recuperar la actividad enzimática de la lactasa una vez tratada y resuelta la condición que originó la intolerancia; así pues, la capacidad de síntesis de la lactasa se puede normalizar de forma rápida.

Deficiencia congénita de lactasa

Esta deficiencia congénita consiste en un trastorno genético muy poco frecuente que afecta a los recién nacidos. Se transmite de generación en generación a través de una herencia autosómica recesiva.

En estos casos, los recién nacidos presentan diarrea persistente tras ingerir leche materna o fórmulas infantiles. Muchas veces se asocia a una deshidratación grave.

Además, existen otros factores responsables de que una persona sea más propensa a sufrir una intolerancia a la lactosa:

- *Edad avanzada*: la intolerancia a la lactosa es más frecuente en la edad adulta, debido a una pérdida progresiva de la actividad de la lactasa.
- *Nacimiento prematuro*: los niños prematuros pueden tener problemas de malabsorción de la lactosa, lo cual puede deberse a que la lactasa aún no está del todo desarrollada y a la falta de células productoras de lactasa.

- *Grupo étnico*: en función del grupo étnico, hay una mayor o menor predisposición a desarrollar una intolerancia a la lactosa. Así pues, es más frecuente en personas africanas, latinoamericanas y asiáticas.
- *Tratamientos oncológicos*: las personas que siguen un tratamiento de quimioterapia o radioterapia suelen presentar cambios en la mucosa intestinal, lo que confiere una mayor predisposición a desarrollar intolerancia a la lactosa.
- *Enfermedades que afectan al intestino*: como afectan a la mucosa intestinal, favorecen la aparición de la intolerancia a la lactosa, ya que la lactasa se encuentra en la parte más expuesta de las vellosidades intestinales. Entre estas enfermedades destacan el sobrecrecimiento bacteriano, la celiaquía y las enfermedades inflamatorias intestinales.

Síntomas

Al consumir alimentos con lactosa es posible desarrollar una serie de síntomas que serán más o menos graves en función de la persona y su tolerancia; sin embargo, la cantidad de lactosa ingerida es directamente proporcional a la gravedad de los síntomas.

Además, en el grado de gravedad influye también el resto de los alimentos que acompañan la ingesta de lactosa.

Los síntomas más comunes de la intolerancia a la lactosa son a nivel gastrointestinal y comprenden los siguientes:

- dolor abdominal
- distensión abdominal
- flatulencias
- gases
- diarrea
- náuseas

Estos síntomas se suelen producir entre 30 minutos y 2 horas después de la ingesta de alimentos con lactosa.

Diagnóstico

Las pruebas diagnósticas de la intolerancia a la lactosa se inician cuando en la consulta el paciente advierte que sufre una serie de sintomatologías que levantan sospechas sobre una posible intolerancia.

Con el fin de hacer un diagnóstico definitivo se pueden realizar distintas pruebas:

La prueba de **hidrógeno en el aliento** es una prueba muy utilizada que consiste en la medición de los niveles de hidrógeno en el aliento.

Hay que soplar dentro de un tubo para aportar una muestra del aliento y posteriormente ingerir una solución con lactosa. Pasado un tiempo determinado, se vuelve a dar una muestra del aliento.

En caso de que el paciente tenga una intolerancia a la lactosa, los resultados de la prueba mostrarán unos niveles de hidrógeno y metano en el aliento superiores al nivel promedio, porque estos gases provienen de la metabolización de la lactosa por parte de las bacterias en el colon.

Mediante un **test genético** también se puede detectar si hay mutaciones o polimorfismos genéticos en el gen de la lactasa, algo que confiere mayor predisposición a tener intolerancia a la lactosa.

Tras la ingesta de una cantidad determinada de lactosa, en la **prueba de tolerancia a la lactosa** el médico controla los síntomas que pueda presentar la persona, y se miden los niveles de glucosa en varias ocasiones. La interpretación del resultado se basa en la capacidad del cuerpo para digerir la lactosa.

Las personas que pueden digerir la lactosa no presentan sintomatología y sus niveles de glucosa en sangre están aumentados. La elevación de la glucosa sanguínea se debe a que el cuerpo tiene suficiente lactasa para degradar la lactosa en glucosa y galactosa, y absorber estos azúcares simples.

Por el contrario, las personas que no la pueden digerir desarrollan diversos síntomas al cabo de unos 30 minutos. Estos síntomas se dan, con frecuencia, a nivel intestinal en forma de dolor abdominal, diarrea y malestar. Además, al medir los niveles de la glucosa sanguínea no se observará aumento alguno, ya que el cuerpo no ha sido capaz de degradar ni absorber la lactosa.

Aunque esta prueba es una herramienta para detectar una intolerancia a la lactosa, actualmente ya no se suele utilizar mucho porque es menos sensible que las otras.

Al ser este un método invasivo, la medición de actividad de la lactasa a través de la **biopsia intestinal** no es apto para toda la población. Consiste en medir la actividad enzimática de la lactasa en una muestra tomada por biopsia.

Complicaciones

Una intolerancia no diagnosticada o tratada de forma inadecuada puede causar diversas complicaciones.

Las personas que padecen intolerancia a la lactosa suelen tener diarreas persistentes que pueden producir una deshidratación por la importante pérdida de líquidos.

El dolor puede dar lugar a la pérdida de apetito y, con ello, a una menor ingesta, por lo que es susceptible de derivar en una falta de nutrientes y anemia.

Por otra parte, quienes tienen intolerancia a la lactosa suelen prescindir completamente de los lácteos, con objeto de tratarla. Sin embargo, a veces no son sustituidos por los alimentos adecuados, de manera que a largo plazo se podría tener deficiencia de algunos nutrientes; generalmente se trata de los nutrientes característicos de los lácteos, como son el calcio, la vitamina D o el fósforo. Como estos nutrientes están estrechamente relacionados con el metabolismo de los huesos, presentar unos niveles bajos de forma prolongada podría dar lugar a osteoporosis.

Acerca de los tratamientos

El tratamiento para la intolerancia a la lactosa suele ir enfocado a la nutrición, porque con una alimentación adecuada es posible mejorar mucho la situación.

De todos modos, también se pueden tomar complementos de la enzima lactasa. Estos confieren al cuerpo una cantidad suficiente de lactasa como para poder degradar la lactosa presente en los alimentos. Se recomienda la toma de este complemento junto con las comidas en las que se ingieran alimentos o bebidas que lleven lactosa.

Tratamiento nutricional

De forma general se recomienda seguir una alimentación variada y equilibrada, así como llevar a cabo unos hábitos saludables. El tratamiento más indicado para la intolerancia a la lactosa es seguir una dieta apta para esta patología, ya que es la mejor forma de aliviar la sintomatología.

En un primer momento se podría pensar en una dieta sin lactosa; sin embargo, si es posible se recomienda seguir una dieta baja en lactosa. Este tipo de dieta consiste en evitar aquellos alimentos ricos en lactosa, por lo que principalmente se evitarán los lácteos y los productos con base láctea.

Una dieta baja en lactosa es aquella en la que no se elimina por completo, y es recomendable porque se ha visto que muchas personas intolerantes pueden absorber sin problemas cierta cantidad de lactosa. Esto me recuerda a la frase de Paracelso: «La dosis hace el veneno». Es decir, en la mayoría de los casos se puede consumir algo de lactosa, pero si se excede determinada cantidad es posible que aparezcan las reacciones no deseadas.

Por eso es importante tener en cuenta la tolerancia de cada persona, pues los alimentos que le sientan bien a una pueden sentarle mal a otra. Además, hay importantes variaciones en la cantidad de lactosa presente en distintos alimentos; de esta forma, productos como el yogur y los quesos curados contienen menos que la leche. Esto es debido a que la lactosa se ha utilizado como sustrato en la fermentación, por lo que no siempre produce sintomatología.

Así pues, se puede ir probando la tolerancia para no eliminar por completo los lácteos, ya que son una fuente importante de calcio, proteínas, vitaminas y minerales.

Alimentos desaconsejados o que se deben tomar con precaución:

- leche
- yogur
- queso
- mantequilla y nata
- helados
- batidos
- postres lácteos
- productos de bollería y repostería
- productos procesados: salsas, aderezos para ensaladas, embutidos, chocolates, precocinados. Nunca los recomendamos, ya que la mejor opción es siempre realizarlos en casa. Además, en el caso de la intolerancia a la lactosa debemos tener presente que muchos de ellos contienen lactosa; por eso es necesario comprobar siempre el etiquetado nutricional y, en concreto, la lista de ingredientes.

Aunque se suelen desaconsejar los lácteos, hoy en día es fácil encontrar una gran variedad de productos lácteos sin lactosa, lo cual sería una opción para seguir obteniendo los nutrientes que nos ofrecen los lácteos.

De hecho, existen muchas otras opciones para reemplazar los lácteos en la alimentación; algunas de ellas son las bebidas vegetales de cereales o frutos secos, en concreto, la bebida de soja, avena, arroz o almendras.

Cuando se compra este tipo de productos, es importante elegir las bebidas vegetales sin azúcares añadidos. E igual que hay opciones como sustituto de la leche, también hay alternativas para el yogur. Por ejemplo, se puede probar el yogur de coco, soja o almendras.

Dieta de cinco días

Siguiendo estas sencillas recomendaciones, Julia pudo comprobar que la recuperación es rapidísima, porque solo con reducir el consumo de productos lácteos ya se nota la mejoría.

Sería recomendable comprobar la tolerancia mediante la introducción de algún producto con lactosa en la dieta, como serían el queso o los yogures (que tienen menos cantidad de ella). A mí me gusta hacerlo tras una dieta exenta de lactosa para que el paciente sienta la seguridad de que ya se encuentra bien, y de esta manera también note más cualquier posible sensibilidad a determinados productos.

Así pues, para empezar le propuse a Julia una dieta exenta de lactosa y luego, poco a poco, fuimos probando la tolerancia a distintos alimentos que la contenían.

	Lunes	Martes	Miércoles	Jueves	Viernes
Desayuno	Yogur de coco con copos de avena y arándanos	Tostadas integrales con tomate	Yogur de coco con copos de maíz y fresas	Tostadas integrales con hummus	Tortitas de plátano y avena
Almuerzo	Kiwi	Plátano	Manzana	Peras	Mandarinas
Comida	Crema de espárragos + Dorada al horno con verduras	Lasaña de berenjena	Ensalada de lentejas	Tallarines salteados con salmón y brócoli	Salteado de quinoa con pollo y verduras
Merienda	Frutos secos	Yogur de soja	Naranja y plátano con canela	Frutos secos	Yogur natural sin lactosa
Cena	Ensalada de lechugas mixtas con aguacate + Hamburguesa de pollo	Merluza al papillote con verduras y patata	Crema de calabaza + Brochetas de pavo	Ensalada Thai con gambas	Ensalada de canónigos, aguacate y tomate + Tortilla de calabacín

Recetas

Flan de huevo sin lactosa	
Ingredientes: • 750 ml de bebida de avena • 5 huevos • piel de medio limón • vaina de vainilla • endulzante: edulcorante líquido, pasta de dátiles o 5 cucharadas de panela *Para el caramelo* • 150 g de panela • 50 ml de agua • unas gotas de limón	*Preparación:* 1. En primer lugar preparamos el caramelo; para ello ponemos la panela en un cazo con el agua y el zumo. Vamos dejando que se reduzca y vaya cambiando de color. Una vez que lo tengamos, lo repartimos en las flaneras. 2. En otro cazo más grande ponemos la leche junto con la vaina de vainilla abierta por la mitad y la piel de medio limón; dejamos que hierva. Entonces lo retiramos del fuego y le añadimos el endulzante que prefiramos, pudiendo elegir entre uno acalórico o bien una pasta natural de dátiles o panela. 3. Después batimos los huevos en un bol y cuando la bebida de avena esté templada le vamos incorporando los huevos poco a poco mientras lo mezclamos con unas barillas. 4. Es ahora cuando vertemos el contenido en las flaneras y lo cocinamos al baño maría o en el horno a 200 °C. Mi recomendación es ir comprobando si está hecho el flan, pues poner un tiempo determinado es muy difícil porque cada uno utiliza recipientes de diámetros distintos y, por tanto, su contenido también es distinto. 5. Por último lo dejamos enfriar en la nevera, y ya están listos para consumir.

Bechamel	
Ingredientes: • ½ litro de bebida de almendras • 50 g de mantequilla o ghee • 50 g de harina integral de trigo • sal • nuez moscada	*Preparación:* 1. En un cazo ponemos la mantequilla o el ghee (que es una mantequilla clarificada con propiedades maravillosas para nuestra microbiota), lo llevamos a fuego medio y dejamos que se derrita. 2. Entonces le añadimos la harina integral, lo vamos removiendo con ayuda de unas varillas y dejamos que se tueste. 3. Ahora añadimos poco a poco la bebida de almendras sin dejar de removerlo. Lo ideal es que esté a la misma temperatura para que no se formen grumos. 4. Poco a poco irá tomando la textura deseada y la tendremos lista.

Desenlace del caso

Gracias a haber suprimido la lactosa de la dieta, Julia consiguió eliminar la sintomatología en cuestión de días; es fascinante cómo se recupera el cuerpo.

El trabajo más importante vino después, ya que le propuse distintas pruebas con varios alimentos y en cantidades diferentes, con el fin de comprobar hasta dónde llegaba su tolerancia a la lactosa.

Julia era una gran apasionada de los quesos y de alguna manera quería que tuvieran cabida en su dieta. Tras unos meses de prueba, comprobamos que tenía cierta capacidad para consumir pequeñas cantidades de queso (le sentaban mejor los curados, que tienen menos lactosa) y de vez en cuando algún yogur.

Además, conseguí aficionar a Julia a la cocina, quien hizo sus propias versiones «sin lactosa» de recetas que en principio la contienen.

INTOLERANCIA AL GLUTEN

¿Qué es la intolerancia al gluten?

En primer lugar debemos saber que el gluten es una glucoproteína que está presente en la semilla de ciertos cereales como el trigo, la espelta, el triticale, la cebada, el centeno y la avena. A su vez, el gluten está formado por dos glucoproteínas:

- gliadina
- glutenina

En ocasiones el cuerpo no es capaz de digerir por completo el gluten, de manera que los fragmentos no digeridos pueden producir problemas alérgicos, autoinmunitarios y de sensibilidad al gluten.

La intolerancia al gluten se da cuando el que está presente en los alimentos ingeridos desencadena un proceso inflamatorio crónico en el intestino delgado que va aplanando paulatinamente las vellosidades del intestino; estas son unas estructuras que nos ayudan a absorber los nutrientes, por lo que la incapacidad de absorción de determinados nutrientes nos llevará a sufrir una serie de síntomas y problemas de salud, tanto a nivel gastrointestinal como en otros órganos, como por ejemplo la piel.

En el mundo de la panadería y repostería, el gluten es muy importante, ya que la red de gluten confiere elasticidad a las masas de harina y esto permite que, por ejemplo, el pan obtenga volumen, además de aportarle una textura esponjosa y elástica.

La intolerancia al gluten afecta a alrededor de un 1 % de la población mundial, una cifra mucho menor que la intolerancia a la lactosa pero no por ello despreciable. En España, afecta a 1 de cada 71 niños y a 1 de cada 357 adultos, y se estima que 500.000 personas están aquejadas de esta intolerancia.

Causas y factores de riesgo

No se conoce con certeza la causa de la intolerancia al gluten, pero sí se sabe que sobre todo aquellas personas con antecedentes familiares tienen un mayor riesgo de sufrirla. De hecho, se piensa que puede tener una causa genética en relación con los genes del sistema HLA, especialmente el DQ2 y/o el DQ8.

Puede manifestarse en cualquier momento, desde la lactancia a la edad adulta. No es de extrañar, pues, que muchas personas se sorprendan en consulta cuando son diagnosticadas; suelen contarme que nunca les había sentado mal el gluten y no entienden cómo es posible que aparezca de repente en la edad adulta.

Existen varias teorías que pretenden explicar de qué manera el gluten daña el intestino delgado. La más aceptada por la comunidad científica es la teoría inmunológica, la cual postula que la enfermedad se manifiesta por una respuesta alterada frente al gluten, mediante una asociación con los genes del sistema HLA.

Además, se piensa que la microbiota podría estar relacionada con la patogénesis de la sensibilidad al gluten, ya que la composición de la microbiota intestinal podría tener influencia en la pérdida de tolerancia al gluten y dar lugar a una intolerancia en personas susceptibles genéticamente.

Síntomas y complicaciones

La intolerancia al gluten se caracteriza por un síndrome de malabsorción que cursa con una sintomatología relativamente rápida tras su ingesta, entre 30 minutos y 2 horas.

Es posible que aparezcan síntomas como:

- diarrea y esteatorrea (presencia de materia grasa en las heces)
- falta de apetito
- pérdida de peso
- déficit nutricional
- náuseas y vómitos

- hinchazón abdominal
- dolor persistente en el abdomen

Cuando la enfermedad avanza sin tratar, pueden darse síntomas más graves, tales como: eccemas, erupciones en la piel, hemorragias cutáneas o digestivas, dolores de cabeza, edemas, fatiga, problemas reproductivos y dolores musculares y articulares, entre otros.

Parece, pues, que la sintomatología que sufre María encaja bastante en la intolerancia al gluten. Sigamos.

A la larga, si la intolerancia al gluten no se diagnostica ni se trata, puede conllevar consecuencias como: osteoporosis, desnutrición, problemas reproductivos y del sistema nervioso; menos frecuentemente se relaciona con el cáncer intestinal y con la osteoporosis acelerada o reblandecimiento de los huesos, que es una patología conocida como «osteomalacia».

Existen otras patologías asociadas a la intolerancia al gluten, cuya frecuencia es diez veces más elevada en personas con dicha intolerancia que en el resto de la población:

- trastornos autoinmunitarios como el Lupus eritematoso sistémico y la artritis reumatoide
- enfermedad de Addison
- síndrome de Down
- intolerancia a la lactosa
- diabetes tipo I
- enfermedad inflamatoria intestinal: enfermedad de Crohn y colitis ulcerosa
- enfermedad tiroidea

Diagnóstico

El primer acercamiento a un diagnóstico suele producirse en consulta, pues al conocer la sintomatología del paciente ya se levantan las sospechas sobre su posible existencia. Es entonces cuando el médico puede decantarse por distintos métodos de diagnóstico para confirmar la intolerancia al gluten.

Existen determinados **marcadores genéticos** que tienen una relación directa con la intolerancia al gluten; estos son el HLA-DQ2 (que aparece en casi el 90 % de los afectados) y el HLA-DQ8, (que se registra en un 5 % de los casos).

La prueba genética que se emplea consiste en identificar la presencia de estos marcadores genéticos o alelos, los HLA-DQ2 y HLA-DQ8, pero solo nos indica nuestra predisposición genética a desarrollar la enfermedad, y no que la suframos; por eso ayudará a confirmar el diagnóstico la existencia de más pruebas que lo confirmen.

Mediante un **análisis de sangre** también se pueden analizar distintos anticuerpos relacionados con la intolerancia al gluten:

- *Anticuerpos anti-transglutaminasa (ATG)*: es el más empleado.
- *Anticuerpos antiendomisio (AEM)*: tiene una gran especificidad y se utiliza en edades tempranas para evitar la biopsia.
- *Anticuerpos antigliadina (AA)*: no detecta todos los casos, por lo que ya no se utiliza.

- *Anticuerpos frente a péptidos deaminados de gliadina (APDG)*: se empleaba con niños menores de tres años, pero está en desuso.

Tratamiento nutricional

El tratamiento para la intolerancia al gluten es exclusivamente dietoterapéutico, por lo que el objetivo se centrará en eliminar de la dieta aquellos alimentos que contengan gluten. Principalmente se trata de productos a base de cereales como el trigo, el centeno, la avena, la espelta y la cebada.

Sin embargo, eliminar únicamente estos alimentos no es suficiente, ya que el gluten es utilizado por la industria en una gran variedad de productos, desde embutidos y patés hasta chocolate y caramelos.

Alimentos restringidos o susceptibles de contener gluten

Siempre es importante comprobar la composición de los alimentos para descartar aquellos que puedan contener gluten. En esta tabla se encuentran alimentos que contienen gluten o que son susceptibles de contenerlo.

La mejor opción es elegir siempre alimentos frescos, de temporada y sin manipular.

Tipo de alimento	Alimentos con gluten o susceptibles de contenerlo
Grasas y aceites	Margarina, aceites con hierbas aromáticas
Alimentos infantiles	Leche de crecimiento con cereales, potitos de inicio
Azúcar y edulcorantes	Azúcar glas, azúcar aromatizado (vainilla)
Bebidas alcohólicas	Cerveza, bebidas cremosas
Bebidas no alcohólicas	Infusiones con aromas
Cacao	Productos con chocolate: tabletas, cremas de untar, preparados en polvo, etc...
Carnes	Precocinadas con salsa. Carnes procesadas: longanizas, salchichas, hamburguesas, patés, embutidos, carne picada, otras carnes precocinadas
Cereales	Trigo, cebada, centeno, espelta, kamut, triticale, avena no certificada. Productos elaborados con otros cereales sin gluten (arroz, quinoa, etc...): harinas, pasta...
Complementos alimenticios	Productos no etiquetados «Sin gluten»
Aperitivos encurtidos	Olivas rellenas, con especias o aromáticas
Especias y condimentos	Especias molidas, cremas de vinagre, salsa de soja
Frutas y zumos de fruta	Frutas glaseadas, mermeladas o confituras, frutas preparadas para el consumo, frutas deshidratadas...
Frutos secos	Higos desecados (recubrimiento de harina), frutos secos tostados, fritos, salados o con azúcar, en polvo, troceados...
Helados y golosinas	Helados cremosos, todas las golosinas
Huevos y derivados	Huevo hilado, huevo liofilizado
Lácteos y derivados	Yogur con trozos de fruta o con cereales o mermeladas. Postres lácteos: natilla, flan, mousse... Quesos manipulados: rallados, para untar, en lonchas... Helados
Levadura	Levadura química
Pescados y mariscos	Surimi y sucedáneos de pescado, productos preparados o precocinados
Sopas y salsas	Pastillas de caldo, salsas comerciales
Tubérculos y derivados	Patatas prefritas congeladas. Productos derivados: horchata, harinas...
Verduras y legumbres	Verduras y hortalizas precocinadas, verduras IV gama, verduras listas para el consumo (cremas, purés...)

También hay que tener cuidado con la contaminación cruzada, es decir, la contaminación de un alimento sin gluten por otro con gluten debido a la falta de higiene en la cocina. Para evitar esta contaminación cruzada (la cual se produce la mayoría de las veces por una mala manipulación), es importante no utilizar los mismos utensilios ni superficies de manipulación antes de haberlos lavado correctamente.

Fundamental es también leer los etiquetados, en concreto el listado de ingredientes, ya que nos da toda la información del producto. Además, aquellos productos que tienen menos de 20 ppm de gluten llevan escrita la declaración «Sin gluten».

Dieta de cinco días

Desde luego, la parte más importante de una consulta enfocada a ayudar a un paciente con intolerancia al gluten es ofrecerle desde el principio la mayor información nutricional posible sobre los alimentos que no puede consumir. Sin embargo, nunca está de más presentarle una dieta de ejemplo para que vaya cogiendo el ritmo de cómo deben ser sus comidas a partir de ese momento.

	Lunes	Martes	Miércoles	Jueves	Viernes
Desayuno	Tostadas de pan sin gluten con tomate	Yogur natural con copos de maíz y fresas	Tortitas de arroz con queso fresco	Yogur natural con copos de avena sin gluten + Fruta	Tortitas de maíz + Plátano
Almuerzo	Manzana	Peras	Plátano	Mandarinas	Fresas
Comida	Crema de champiñones + Brochetas de salmón	Pollo al horno con verduras	Wok de *noodles* tres delicias	Lentejas estofadas con calabaza	Quinoa con pollo y verduras
Merienda	Frutos secos crudos	Galletas de plátano y avena sin gluten	Yogur natural con nueces	Frutos secos crudos	Manzana asada con canela
Cena	Ensalada de rúcula y mandarina + *Socca*	Merluza al perejil con espinacas salteadas	Hamburguesa casera con verduras asadas	Lubina al horno con berenjena	Huevo poché con espárragos y setas

— 269 —

Recetas

Socca	
Ingredientes: • 125 g de harina de garbanzos • 125 ml de agua • 10 ml de aceite de oliva virgen extra • distintos ingredientes para el relleno	*Preparación:* 1. La *socca* es una especie de crep; es una excelente opción para personas con intolerancia al gluten e incluso al huevo. Para hacerlas mezclamos todos los ingredientes en un bol con un tenedor o una batidora. 2. Posteriormente calentamos una sartén antiadherente, le ponemos unas gotitas de aceite de oliva, le añadimos un poco de la masa y hacemos la *socca* por las dos partes. 3. Por último, le añadimos nuestros ingredientes favoritos. Sin duda, una de mis recetas favoritas.

Wok de noodles tres delicias	
Ingredientes: • 70 g de fideos de arroz • 30 g de guisantes • ½ zanahoria • 100 g de gambas (u otra fuente proteica) • 1 huevo • 10 ml de tamari • sal	*Preparación:* 1. Ponemos a calentar el agua para cocer los fideos de arroz y mientras tanto preparamos una tortilla. 2. A continuación ponemos a cocer los fideos; mientras tanto pelamos la zanahoria, la rallamos y la reservamos. 3. Entonces salteamos las gambas peladas en una sartén y les añadimos los guisantes ya cocidos y la zanahoria rallada. 4. Escurrimos los fideos, los añadimos a las verduras salteadas y lo mezclamos todo bien. Por último le añadimos un chorrito de tamari y lo servimos.

Desenlace del caso

El caso de María, como el de muchos afectados de la enfermedad celíaca, en un principio resultó más duro de lo que puede parecer sobre el papel.

Si bien es verdad que en cuanto se elimina el gluten el paciente comienza a sentirse mejor y esto ya supone un gran punto a favor con respecto a otras patologías, existe un factor con el que en ocasiones no contamos: nuestro aspecto social. Al principio, su dieta resultó en una continua lucha en todas las reuniones con amigos y familia. Ya no podía tomarse libremente un pastel de cumpleaños, ni pedir un plato en un restaurante sin preguntar antes si contenía gluten. Pero poco a poco fue tomando conciencia y —con ayuda de la dietoterapia y de la cantidad de alimentos sin gluten con los que contamos hoy en día— logró mejorar su salud y llevar una vida sin molestias.

Además, igual que Julia, desarrolló la ventajosa habilidad de realizar sus propias recetas libres de gluten, las cuales integró en su vida social llevando sus platos a fiestas y reuniones, con lo que su círculo más cercano se volvió partícipe de lo sabrosa y deliciosa que puede ser una vida sin gluten.